Krack

Die Harnschau

Die Harnschau

Von Dr. med. Niels Krack

HAUG

Karl F. Haug Verlag GmbH, Heidelberg

CIP-Kurztitelaufnahme der Deutschen Bibliothek

Krack, Niels:
Die Harnschau / von Niels Krack. – Heidelberg :
Haug, 1981.
ISBN 3-7760-0612-9

Verlags-Nr. 8213 ISBN 3-7760-0612-9

Gesamtherstellung:

Druckhaus Darmstadt GmbH, Kleyerstraße 9, 6100 Darmstadt

Inhalt

Vorwort

Dieses Buch soll zwei Aufgaben erfüllen: Es soll zum einen altes Wissensgut und überlieferte Erfahrungen vor der Vergessenheit bewahren und zum anderen zu neuen und möglichst intensiven Beobachtungen natürlicher Erscheinungen anregen, deren Auswertung in diagnostischer wie in prognostischer Hinsicht von einigem Wert sein können. Gerade in der heutigen Zeit des übertechnisierten und automatisierten Laboratoriums (dessen große und vor allem spezielle Leistungen nicht in Frage gestellt werden) erscheint eine Rückbesinnung auf die eigene Leistungsfähigkeit des Diagnostikers notwendig.

Es werden verschiedene überlieferte Darstellungen der Harnschau zusammengetragen, die aus der Frühzeit der Medizin in Mitteleuropa, aus dem Mittelalter, aus dem Beginn der historischen Neuzeit und auch aus unserer heutigen Zeit stammen. Auch eigene Beobachtungen und Erfahrungen finden dabei ihren Niederschlag.

So wendet sich diese Schrift, so kontrovers es zunächst auch erscheinen mag, ebenso an den klinisch ausgebildeten Arzt wie an den urologisch versierten Spezialisten. Sie soll nicht nur eine historisch interessante Rückschau sein, sondern auch Denkanstöße und Beobachtungsanregungen geben.

Vieles mag antiquiert erscheinen, dieses wirkt sich auch auf die Sprache aus. Wenn man aber das hier Mitgeteilte weiter in die Sprache, in das Denkvermögen und in die Erkenntnisse der modernen Zeit überträgt, so wird es lebendig werden und Einblicke in natürliche Zusammenhänge gewähren. Auch durch das Sieb der ernsthaften Kritik gegeben, wird noch immer verwertbares diagnostisches Material übrigbleiben. Ein solches Sieben ist notwendig, es trennt weniger die Spreu vom Weizen als vielmehr Noch-Verwertbares von Nur-Noch-Beachtbarem und historisch Interessantem.

Wer dieses Buch nicht mag, mag es beiseitelegen. Der Autor hat in seinem Arztleben manche für ihn wertvolle Hilfe aus dem hier Dargestellten erfahren, wobei ihm der Gedanke, mit geringstem Aufwand viel zu erreichen, eine Leitschnur war.

Tenerife, Oktober 1981

Dr. med. *Niels Krack*

Einleitung

Der Harn gehört zu den Körpersäften, die ausgeschieden werden. Er läßt sich von diesen am leichtesten untersuchen. Dazu steht er recht bequem zur Verfügung, denn der Mensch muß natürlicherweise mehrmals täglich harnen und scheidet so diese Körperflüssigkeit dann per viam naturalis aus. Der Harn kann dabei in einem Gefäß aufgefangen, betrachtet und untersucht werden. Mit dem Harn werden viele Körperstoffe ausgeschieden, die als Produkte des normalen und auch des gestörten Stoffwechsels im Organismus anfallen und eliminiert werden müssen, da ihre weitere Anwesenheit im Organismus für diesen und für die Organe des Körpers schädlich sein kann. Dabei ist die Qualität des Harns relativ unabhängig von der Art der Flüssigkeitszufuhr in der Nahrung; sie ist vielmehr ein Indikator für die Blutbeschaffenheit. Es wird ja das Blut in den Nieren durch einen komplizierten Filtrationsvorgang von ausscheidungspflichtigen Stoffen gereinigt, und diese werden dann im Harn ausgeschieden.

Dem Harn kommt somit eine beachtliche diagnostische und prognostische Bedeutung zu, und es verwundert nicht, daß gerade der Harnschau und auch einfachen Harnuntersuchungen schon frühzeitig ein großer diagnostischer Wert beigemessen wurde. Besonders die Harnschau, also die einfache Betrachtung des Harnes, ohne daß er chemisch oder physikalisch verändert wird, hat sich von jeher besonderer Beliebtheit erfreut. Sehr zu Unrecht ist sie heute weitgehend in Vergessenheit geraten. Somit ist es an der Zeit (und sie ist es auch wohl wert!), daß wieder an sie erinnert wird.

Nach einigen notwendigen Vorbemerkungen über das technische Verfahren und zu beachtende Merkwürdigkeiten soll dann die alte überlieferte Harnschau recht ausführlich in unserer heutigen Ausdrucksweise beschrieben werden. Bei der Harnschau wirken nur zwei Sinnesorgane des Untersuchers mit, Augen und Nase. Aber erst das Wissen (als Resultat von Lernen, Erfahrung und Durchdenken) und der Verstand ermöglichen eine Ausdeutung und Bewertung dieser einfachen Sinneseindrücke. In einem gesonderten Teil dieser Arbeit werden auch einfache Harnuntersuchungen, modifiziert nach dem heutigen Stand der Möglichkeiten, vorgestellt.

Solche einfachen Untersuchungsmethoden haben auch heute noch ihren Wert, am Krankenbett und auch in der Ordination. Und dies trotz der unbestreitbaren und bewunderungswürdigen Leistungen der modernen, durchtechnisierten und schon meist automatisierten Laboratorien, die ihren wahren Wert auf anderem Gebiete haben, da nämlich, wo man mit Verstandeskräften und geübter Beobachtung allein nicht zum Ziele gelangen kann. – Wir leben heute in einer Zeit, in der eine Rückbesinnung auf Bescheidenheit und eigene Leistung in allen Bereichen des Lebens, so auch in der Medizin, zur Notwendigkeit wird. Die hierdurch mögliche Kostendämpfung ist dabei nur ein Teilaspekt.

Die Harnschau vermag den Kundigen auf die richtige diagnostische Fährte zu führen, sie gibt ihm die Hinweise, denen er folgen soll, auch hinsichtlich der gezielten Ausnutzung der Möglichkeiten, die ihm das erweiterte und das große Labor bieten. Die Harnschau ist erlernbar.

Hildegard von Bingen (1098–1179) schreibt in ihrem bekannten Buch „Ursachen und Behandlung der Krankheiten (causae et curae)"* zu diesem Thema: „Was der Mensch trinken mag, sei es Wein oder Bier oder Met oder Wasser: Jeder Harn zeigt die Beschaffenheit seiner Gesundheit oder Krankheit an, von welchem Getränk er auch herkommt, und der eine Harn ist nicht besser als der andere, weil aller Harn aus der Hefe des Körpers herstammt, auch wenn das eine Getränk mehr geschätzt wird wie das andere."

Das Wort „Hefe des Körpers" weist auf den Stoffwechsel des Organismus hin, auf fermentative Prozesse u. a. m., wie sie dort ablaufen und die u. a. auch für die Qualität des Harns verantwortlich sind. Im Mittelalter sprach man auch von „der chemischen Küche" des Organismus (so z. B. bei *Paracelsus*) und meinte damit den Ablauf und die Vielzahl biochemischer Prozesse, Umsetzungen und Reaktionen im Stoffwechsel. – *Hildegard von Bingen* will also sagen, daß nicht die Art des Getränkes von besonderem Einfluß auf die Harnbeschaffenheit ist, sondern vor allem die Qualität (Beschaffenheit) des Blutes und der inneren sonstigen Körpersäfte (Lymphe und Gewebswasser) als Folge des Stoffwechsels.

Hildegard von Bingen hat für die Harnschau (als erste Autorin im deutschen Sprachraum) folgende Anweisungen gegeben: „Der Harn eines Kranken ist, behufs Erwägung seiner Gesundheit oder Krankheit, aufzuheben, wenn dieser nach dem Schlafen erwacht, weil dann der Harn dem Befinden des Kranken entsprechend richtig zusammengesetzt und gefärbt ist. Denn wenn der Mensch schläft, ist er in Ruhe, ohne irgendwelche Be-

---

* *Hildegard von Bingen:* Ursachen und Behandlung der Krankheiten, 2. Auflage. Karl F. Haug Verlag, Heidelberg 1980.

wegung, und deshalb fließen die Säfte und der Schweiß, die in ihm sind, so wie es ihrer Art entspricht, und so wie der Mensch sich dann innerlich befindet. Kann aber der Kranke nicht schlafen, dann muß, zur Beurteilung seines Zustandes, der Harn aufgefangen werden, den er über Nacht läßt oder den er im Zwielicht des Tages ausscheidet, weil die Temperatur der Nacht wie auch die bei Tagesanbruch herrschende die Säfte, die in ihm sind, und den Zustand, der in ihm herrscht, einigermaßen vereint." – Bewundernswert ist die Beobachtungsgabe und sind die Worte, die *Hildegard von Bingen* etwa in den Jahren zwischen 1150 und 1157 in ihrem Benediktinerkloster auf dem Ruppertsberge gegenüber Bingen niedergeschrieben hat.

Um grobe Störungen der Urinzusammensetzung durch die Aufnahme von Speisen und Getränken zu vermeiden, untersucht man am besten den am Morgen, sofort nach dem Aufwachen, etwa 6–8 Stunden nach der Abendmahlzeit gelassenen Urin des Kranken. Er ist für die Beurteilung von Krankheitszeichen der sicherste Urin.

Der Harn soll dazu in einem sauberen und trockenen (!) Gefäß aufgefangen und transportiert werden. Langes Tragen und Schütteln ist für die Betrachtung des Harns von Übel. Ein langer Transport, womöglich mit Wärmeeinwirkung (Sonnenwärme, Motorwärme usw.) muß vermieden werden. Durch die Bewegungen beim Transport, durch längeres Lagern und Stehen und durch Wärmeeinwirkung werden die Bestandteile des Urins vermengt und verändert, es finden dabei auch chemische und fermentative Umwandlungen im Harn statt. Es verändern sich durch solche physikalischen und chemischen Einwirkungen auch die Farben, die der Harn aufweist. Dies alles um so mehr, je stärker und je länger solche Einwirkungen gewesen sind. – Am besten läßt man den Kranken den Harn unmittelbar vor der Untersuchung lassen, damit er schon im frischen Zustand betrachtet werden kann. Aber immer ist dies nicht möglich, vor allem nicht bei bettlägerigen Patienten.

Ist der Urin sechs oder mehr Stunden alt, ist er über einen weiten Weg transportiert worden, und ist er dadurch trübe geworden, dann kann man versuchen, ihn wieder klar zu bekommen, indem man ihn in ein warmes Wasserbad stellt, d. h. man bringt das Gefäß mit dem Urin in ein noch größeres Gefäß, in dem sich erwärmtes Wasser befindet. Doch ist dieses Verfahren nicht absolut sicher, es kann unter Umständen die Wärmeeinwirkung im Wasserbad sogar noch weiteren Schaden anrichten. Es können sich also durch Kälte, Wärme und Schütteln beim Transport und auch infolge der verstrichenen Zeit Farbe und im Urin enthaltene Substanzen endgültig verändern. Einen solchen Urin kann man dann zur Harnschau und auch zu den meisten sonstigen Untersuchungen nicht mehr verwenden.

Zum Betrachten des Harnes füllt man ihn am besten in ein farbloses, sauberes, trockenes Spitzglas. Dieses soll aus einem guten Glas gefertigt sein, und es darf keine Schlieren oder sonstige Materialfehler aufweisen. Ein solches rundes Spitzglas soll nicht zu groß und nicht zu klein, nicht zu weit und nicht zu eng, weder zu hoch noch zu niedrig sein und soll etwa 200 bis 250 ml Harn aufnehmen können. Man füllt zur Harnschau ein solches Spitzglas zu gut zwei Drittel mit Harn.

Man muß aber vor der Harnschau auch einmal die ganze Menge des morgens gelassenen Urins sehen können, deshalb soll stets der ganze Urin zur Untersuchung mitgebracht werden. Auch soll man sich das Gewicht des Harnes merken. Hat man früher eine größere, stets gleiche Menge davon auf einer feinen Waage abgewogen, so bestimmt man heute viel einfacher das spezifische Gewicht des Harns mittels eines Urometers und notiert sich dieses.

Man hebt zur Harnschau das mit Harn gefüllte Spitzglas in gutem Abstand vor die Augen und betrachtet den Harn im durchscheinenden, aber gebrochenen Licht. Am besten eignet sich hierzu ein nach Norden gerichtetes Fenster, das mit Milchglasscheiben versehen oder mit einem weißen, ungemusterten Leinentuch verhängt ist. Sonnenstrahlen und farbiges Licht sollen den Harn nicht treffen, weil dann eine objektive Betrachtung nicht möglich ist. Der Urin würde für den Untersucher falsche Farbeindrücke geben, und gewisse besondere Zeichen wären schlecht oder überhaupt nicht zu erkennen. Ein weißliches, diffuses Licht ermöglicht eine objektive Betrachtung und Beurteilung von Verfärbungen und Zeichen im Harn. Ein solches Licht ist eine Voraussetzung für die Harnschau.

Hat man in seiner Ordination kein solches natürliches Tageslicht (von einem Nordfenster) zur Verfügung, dann kann man sich mit elektrischem Licht behelfen, das von sogenannten „Tageslichtbirnen" ausgestrahlt wird. Diese Tageslichtbirnen sind von einer besonderen blauen Farbe und geben Licht von ganz bestimmten Wellenlängen ab, das dem Tageslicht ähnlich ist. Sie sollen jeweils etwa 100 Watt stark sein. Man ordnet 2–4 solcher Lampen so an, daß deren Licht indirekt (!) auf eine gleichmäßig weiße Wand fällt, ohne Lichtreflexe zu verursachen, – oder so, daß deren Licht eine in einen Rahmen gespannte weiße ungemusterte Leinwand oder eine

Milchglasscheibe indirekt (!) von hinten her erleuchtet. Dann kann man gegen diesen indirekt erleuchteten Hintergrund die Harnschau vornehmen.

In der Rundung des Fensters zu beiden Seiten (oder dem entsprechend seitlich der durch Kunstlicht erhellten Untersuchungsfläche) bringt man einige kleinere Konsolen so übereinander an, daß man darauf das Harnglas (Spitzglas) für eine Weile abstellen kann, um dann später den Harn nochmals, ohne ihn bewegen zu müssen, gegen das durchscheinende Licht betrachten zu können. Denn manche Harne verändern Farbe und Zeichen nach dem Erkalten und nach einigem Stehen. Hieraus kann man dann wieder auf bestimmte Krankheiten schließen.

An dem Platz, an dem ständig und gewöhnlich die Harnschau vorgenommen wird, deponiert man eine möglichst große Lupe bzw. Vergrößerungsglas, um damit bei Bedarf die festen Bestandteile im Harn und in seinem Bodensatz besser betrachten zu können.

Dort hält man auch einen Vorrat an Zetteln bereit, etwa in der Größe der üblichen Rezeptformulare (z. B. DIN A 6). Diese Zettel sollen fortlaufend numeriert sein, um spätere Verwechslungen hinsichtlich der Befunde zu vermeiden. – Zu jeder Harnschau schreibt man auf solch einen Laufzettel den Namen und Vornamen des Kranken, das Tagesdatum und dann alle bei der Harnschau, bei den Harnuntersuchungen und auch bei anderen Untersuchungen anfallende Befunde in deutlichen Stichworten übersichtlich auf. So bekommt man in übersichtlicher Form eine notwendige und nützliche Dokumentation, die auch diagnostische und therapeutische Entschlüsse erleichtert. Dieser Laufzettel wird dann den Krankenpapieren beigefügt. – Über die Dokumentation der Harnschau-Befunde usw. werden etwas später noch Hinweise gegeben.

In der Nähe des Untersuchungsplatzes für die Harnschau soll sich nach Möglichkeit ein Waschbecken, besser ein Wasser-Spültisch befinden, damit man nach Gebrauch das Spitzglas und sonstige Gläser ausleeren und spülen kann. Spülbecken und Wasserabfluß sollen säurefest sein, dies schon in Hinsicht auf später zu besprechende einfache Harnuntersuchungen. Um die frisch gespülten Spitzgläser, auch Reagenzgläser und andere Glassachen, bequem trocknen zu können, sei über der Spüle eine Holzleiste in günstiger Weise angebracht, die eine Reihe senkrecht oder schräg stehende, relativ dünne Rundhölzer aufweist, über die man die frisch gespülten Gläser stülpen kann, so daß sie dort sicher hängen, abtropfen und trocknen. Zum Reinigen der Gläser soll man keine Chemikalien (so z. B.

„entspannende" Detergenzien) verwenden, da durch sie die Harnschau verfälscht werden kann.

Man sieht also, daß zur Harnschau nur ein sehr geringer technischer Aufwand notwendig ist, den man notfalls auch improvisieren kann. Auch für die später zu besprechenden einfachen Harnuntersuchungen werden wir, außer den notwendigen Chemikalien und Teststreifen, kaum mehr benötigen, allenfalls noch eine Möglichkeit, den Harn im Reagenzglase zu erwärmen. – Bei der Harnschau kommt es mehr auf die gute Beobachtung und auf die klare Klassifikation der festgestellten Befunde und auf die unterschiedliche Stärke der beobachteten Zeichen an. Führt man dies strikt durch, dann lassen sich alle Beobachtungen übersichtlich ordnen und leicht auswerten. So gehandhabt, wird die Harnschau zu einem wertvollen Diagnostikum.

Dazu ist auch notwendig und wichtig, daß der Harn nicht nur einmal, sondern öfters und auch in einem größeren Zeitabstand betrachtet wird. Dazu gießt man das Spitzglas nach der ersten Betrachtung nicht gleich aus, sondern stellt es am Untersuchungsplatz an einen dafür vorgesehenen Ort (z. B. auf eine der erwähnten kleinen Konsolen in der Fensterrundung) und auf den zugehörigen numerierten Laufzettel, und wiederholt die Betrachtung von Zeit zu Zeit.

Bei der Harnschau unterscheiden wir für den betrachteten Urin dessen Farbe (Fa), seine Trübung (Tr), den Geruch (G) und den Niederschlag (Nd) (= Bodensatz, Sediment) sowie Zeichen, die sich im Urin und auf seiner Oberfläche zeigen. Dazu eignet sich am besten der frisch gelassene Harn.

Die Stärke der verschiedenen Färbungen, auch die der Trübung und anderer Merkmale, klassifiziert man einfach durch Zahlenangaben, wobei die Zahl „5" für sehr stark, die Zahl „4" für kräftig, die Zahl „3" für mittel, die Zahl „2" für schwach und die Zahl „1" für sehr schwach oder kaum gelten soll. Mit „0" bezeichnet man dann einen Zustand des Harns, der keinerlei Anzeichen des betreffenden Merkmals enthält, so z. B. einen völlig farblosen Harn.

Als erstes beurteilt man bei einem Harn seine Farbe, und dies am besten, wenn der Urin noch körperwarm ist, also gleich nach dem Harnlassen. Er kann u. a. farblos-blaß, gelb, grün oder auch grau oder schwärzlich gefärbt sein. Oft handelt es sich dabei nicht um einfache Farben, sondern um Farbmischungen. Man stellt zunächst jede einfache Farbe und deren Stärkegrad fest und beschreibt die Farbe so einfach und deutlich wie möglich. Dies schreibt man auf den numerierten Laufzettel, z. B. gelb 4, oder: gelb-grün 2, oder bei einem farblosen Harn: ,,Fa 0".

Entsprechend der Farbe beurteilt man den Grad der Trübung des Harns und unterteilt wieder gradweise die Stärke der Trübung von 0–5. Man schreibt z. B. auf den Laufzettel: Tr 2 oder: Tr. 4. – Dazu aber beschreibt man auch die Art der Trübung. Sie kann sein: wolkig, fädig, flockig, opalin usw. Also schreibt man auf den Laufzettel z. B. ,,Tr 2 opalin" oder ,,Tr 4 wolkig". – Wer sich unter ,,opalin" nichts Rechtes vorstellen kann, lasse sich einmal in einer Schmuckhandlung verschiedene Opale bei unterschiedlichem Licht zeigen.

Danach riecht man am Harn und beschreibt den Geruch (auf dem Laufzettel). Man schreibt z. B. ,,G 0", wenn der Harn völlig geruchlos ist, oder: ,,G Veilchen", wenn der Harn nach Veilchen duftet, oder: ,,G 4 stinkt", wenn er stark stinkend ist.

Läßt man den Harn im Spitzglas eine Weile ruhig stehen, dann kann sich gelegentlich unten im Glas ein Niederschlag (Bodensatz, Sediment) absetzen. Man beschreibt diesen Bodensatz mit einfachen Worten, z. B. ,,reichlich weißer Nd.", oder: ,,ziegelroter Nd 2", d. h. etwas ziegelroter Bodensatz (Niederschlag).

Die Bestandteile des Harns präsentieren sich übrigens dem Betrachter am besten, wenn der Harn bereits erkaltet ist, also einige Zeit, nachdem er gelassen worden ist.

Wer den Harn eines Kranken beurteilen will, muß natürlich zunächst wissen, wie der Urin von Gesunden, dazu in Abhängigkeit von dessen Lebensalter, der Diät (= Nahrung und Lebensverhältnisse) und auch seines Temperamentes normalerweise beschaffen ist. Hierzu sollen einige Hinweise gegeben werden.

1. Hinweise

Die Lebensalter

Normalerweise ist der Harn bei Kindern weißlich oder milchfarben, bei Jünglingen und Jungfrauen oft dunkel und etwas trübe (und wenn die Jünglinge onanieren, finden sich darin weiße Flocken und Fäden als Zeichen des Samenflusses), bei Erwachsenen ist der Harn meist gelbfarbig und subtil (d. h. fein und klar), und bei Greisen ist er mehr weißlich und subtil gefärbt.

Die Jahreszeiten

Deren unterschiedlich klimatische Einwirkungen verändern den Harn oft in typischer Weise. So ist er im Winter besonders weiß und hat dann auch mehr Gewicht als zu anderen Jahreszeiten. Es wird im Winter auch mengenmäßig mehr Urin als zu anderen Zeiten gelassen, als Folge einer gesteigerten sekretorischen Tätigkeit der Nieren. – Im Frühling wird meist ein gelblicher Harn gelassen, der einen feinen und leicht löslichen (wässrigen) Bodensatz aufweist. Im Frühling wird auch normalerweise weniger Harn produziert als zu den anderen Jahreszeiten. – Der im Sommer gelassene Harn ist gelb mit einem extrem weißen und dünnen Bodensatz. – Der Herbst-Urin ähnelt dem im Frühling gelassenen Harn, doch erscheint sein Sediment als etwas heller.

Die Diät

Zu dem Begriff „Diät“ rechnet man hier neben der Art der Speisen und der Getränke auch die Ruhe und die körperliche Bewegung. Aber auch die Bewegungen der Seele, die man im alten Sprachgebrauch die „pathematibus animi“, d. h. die Leidenschaften der Seele nannte, werden hierzu gerechnet. Alle diese Einflüsse können sich auf die Beschaffenheit des Harns auswirken.

Durch den Genuß hitziger Speisen und Getränke, hitziger Gewürze, bei starken, kräftigen Bewegungen (des Körpers und der Seele) und überhaupt durch hitzige Affekte (Zorn, Erregung usw.) wird der Harn eine mehr und mehr gelbrote Farbe annehmen. (Hitzig, d.h. heiß und auch: heißmachend!).

Durch den Genuß kalter und kühlender Speisen und Getränke, bei Bewegungsarmut, auch infolge von Schreck, Furcht, Traurigkeit, Depressionen und ähnlichen Affekten, wird ein weißer oder fahlfarbener Urin produziert und gelassen, der auch reichlich grobes Sediment aufweist. – Von den hier erwähnten seelischen Affekten nahmen die Alten an, daß durch diese das Blut erkaltet und schleimig würde.

Da Speisen und Medikamente (!) den Harn verfärben können, muß man den Kranken vor der Harnschau fragen, was er in der letzten Zeit zu sich genommen hat und zu welcher Zeit. Um solche Einflüsse weitgehend auszuschalten, soll man ja auch stets den nach einer ausreichenden Nachtruhe morgens zuerst gelassenen Urin betrachten.

Die Temperamente

Die Temperamente der Kranken wirken sich unterschiedlich auf den Harn aus und formen ihn in besonderer Weise. Es werden dabei hier die bekannten vier Temperamente nach der Säftelehre der Alten unterschieden, da sie für die Harnschau von besonderem Wert sind.

Beim *Sanguiniker* ist der Harn normalerweise zitronenfarbig, von genügender Menge, klar, nicht klebrig und nicht schleimig, aber leicht zu bewegen und zu zerteilen, und hat einen weißen Bodensatz. – Der Harn des *Cholerikers* ist normalerweise zitronenfarbig bis gelblich, von genügender Menge, klar und ohne jeglichen Bodensatz. – Der Harn des *Melancholikers* weist eine kräftig zitronengelbe Färbung auf, er ist trübe und oft undurchsichtig und erinnert so an Sauerkrautsaft. – *Phlegmatiker* haben normalerweise einen blaß-zitronengelben Harn, der aber nicht besonders hell ist. Er ist etwas trübe und setzt ein schleimiges Sediment ab.

Die unterschiedliche Beschaffenheit des Urins in gesunden und in kranken Tagen und bei den verschiedenen Krankheiten ist den Heilkundigen schon in früher Zeit aufgefallen und hat sie zu weiteren Untersuchungen, Vergleichen und Schlußfolgerungen veranlaßt, wobei sie natürlich immer in dem Geistesgut ihrer Zeit gefangen blieben. So entstand und behauptete sich vor der chemischen Ära in der Medizin eine Harnschau als wichtige und bedeutsame diagnostische Maßnahme, bei der man aus der bloßen, aber sehr aufmerksamen Betrachtung des Harns und den dabei festgestellten Zeichen, wertvolle diagnostische und prognostische Schlüsse ziehen konnte. Ähnlich verhielt es sich ja auch in früherer Zeit mit der gegen heute viel subtileren und spezialisierten Puls-Untersuchung, die ihre höchste Entwicklung in der chinesischen Puls-Diagnostik gefunden hat, aber in ähnlicher Form und Wertung auch in Europa im klinischen Gebrauch war.

Die früher hochbewertete Harnschau ist mit dem Aufkommen exakter chemischer und physikalischer Untersuchungsmethoden und entsprechender Geräte aus der Mode gekommen. Aber gerade in einer Zeit der Hypertrophie des durchtechnisierten und automatisierten Labors, in einer Zeit allgemeiner Überbewertung technisch-materieller Errungenschaften, so bewunderungswürdig und so wertvoll sie auch sein mögen, ist eine Rückbesinnung auf das Einfache, auf das Primitive (im ursprünglichen positiven Sinne dieses Wortes!) und auf das doch Zweckmäßige – und auch auf die eigene geistige Leistungsfähigkeit des Menschen, wie überall, so auch im diagnostischen Bereich der Medizin, wohl angebracht. Eine solche Mahnung darf wiederholt gegeben werden. Kenntnisse in der Harnschau und in der einfachen Harnuntersuchung können auch in der heutigen Zeit und für die Zukunft von gutem Wert sein. „Jeder Harn zeigt die Beschaffenheit seiner (des Kranken) Gesundheit oder Krankheit an“, mahnt *Hildegard von Bingen*.

Nach diesen allgemeinen und notwendigen Vorbemerkungen und Hinweisen werden wir uns der eigentlichen Harnschau und später auch den einfachen Harnuntersuchungen zuwenden und werden sehen, welche diagnostischen und prognostischen Hilfen man aus der Betrachung des Harnes und seiner natürlichen und provozierten Zeichen gewinnen kann.

2. Allgemeine Regeln

In ihrem Buch „causae et curae“ sagt *Hildegard von Bingen* (im Kapitel über die Verschiedenheit der Flüsse) zur Harnschau: „Es ist aber zu beachten, daß das Wasser der Flüsse sich verschieden verhält, je nach der Beschaffenheit der Luft. Wenn starker Wind herrscht, entstehen Stürme auf dem Wasser unter Erregung von Schrecken. Wenn die Sonne in ihrer Hitze brennt, sieden die Gewässer und haben Schaum. Bei ruhiger und gleichmäßiger Luft aber sind die Gewässer milde, ruhig und schön. So ist es auch beim Harn des Menschen. Denn wenn sich eine gefährliche Krankheit wie ein heftiger Wind im Menschen erhebt, so daß seine Seele vom Körper sich trennen möchte, dann häufen sich auch in seinem Harn die großen Unwetter. Wenn aber in einem Menschen eine übergroße Hitze der Säfte obwaltet, der glühenden Sonne vergleichbar, dann erscheint auch der Harn im Menschen entsprechend der Wärme und der Glut in ihm. Denn wenn ein Mensch im richtigen und ruhigen Verhalten seines Körpers sich befindet, so zeigt sich auch der Harn seiner richtigen (d. h. normalen) Beschaffenheit gemäß.“

Zunächst sollen hier für die Harnschau einige einfache Hinweise gegeben werden, wie ich sie *M. Madaus* und Frau *Eva Flink*, jener unvergessenen und verehrten Lehrerin der Volksheilkunde, vor allem verdanke.

Ein häufig gelassener blasser Urin kann auf einer nervösen Reizung beruhen (dann muß man „Nervenmittel“ geben, so z. B. aus der Reihe der homöopathischen Komplexmittel). Man findet einen solchen Urin aber auch oft, wenn Ohrenschmerzen, Gehörgangsentzündungen und Katarrhe des Gehörganges bestehen. Man muß also stets die Ursache und das auslösende Leiden, „den Weg der Krankheit“, wie die Chinesen sagen, ergründen, um dann wirklich kausal behandeln zu können.

Läßt man den nicht filtrierten Harn einige Minuten ruhig stehen, dann kann man im allgemeinen rasch erkennen, welche Körperbelastungen bestehen und wo diese ihren Schwerpunkt haben: Bleibt der Urin im oberen Teil des Glases ganz klar, dann ist der obere Teil des Körpers frei von Belastungen. Eine Trübung im unteren Teil des Glases zeigt eine Belastung im unteren Teil des Körpers an. Ist aber der untere Teil des Urins im Glase klar und der obere Teil getrübt, dann liegt eine Belastung im oberen Teil des Körpers vor und der untere Teil ist frei von Belastungen. – Auf die verschiedenen Körperbelastungen kann an dieser Stelle nicht näher eingegangen werden, es würde dies den Rahmen dieser Arbeit sprengen und wird hierüber besser gesondert abzuhandeln sein.

Weiße Flocken im Urin sind meist ein Zeichen von Rheumatismus oder von einer harnsauren Diathese. – Fäden im Urin, die sich von oben nach unten, quer oder auch schräg, durch den Urin hin und her ziehen können, weisen auf Katarrhe der Schleimhäute, vor allem natürlich der Blasenschleimhaut, hin. – Ein Schleim im Urin, der lange Fäden zieht und dazu noch dick und von grau-weißer Farbe ist, soll nach alter Anschauung auf eine venerische Ansteckung (meist Syphilis) mit Beteiligung der Harnblase hinweisen. Bei einem solchen Befund soll man stets entsprechende serologische und mikroskopische Untersuchungen und dermatologisch-fachärztliche Behandlung veranlassen. Solche Infektionen werden gerne verschwiegen und geleugnet und sind auch oft dem Kranken nicht bewußt.

Schaumiger Urin tritt bei Schmerzen und bei Krämpfen auf. – Ein blutiger Urin deutet auf schwere Blasen- und Nierenerkrankungen hin und macht weitere gezielte, am besten fachärztliche urologische Untersuchungen und entsprechende Behandlung notwendig.

Einen gelben Urin findet man oft bei Rheumatismus und auch bei chronischen Katarrhen. – Ein dunkler Urin tritt auf bei ernsthaftem, oft gefährlichem Fieber. Aber auch bei vorhandenem und störendem Gallenstein und bei entsprechenden Koliken wird der Urin meist ganz dunkel verfärbt. – Ein grünlicher Urin weist auf Milz- und Leber-Erkrankungen, auch infektiöser Natur, hin.

Bei Nieren-Leiden wird zu wenig, bei Blasen- und bei Drüsen-Leiden wird zu viel und zu häufig Urin gelassen.

Ein roter Satz (Bodensatz, Sediment) weist oft auf Gicht und auf ein Ischias-Leiden hin, kann aber auch bei einfachen und bei grippalen Erkältungen und bei Tonsillitis (Mandelentzündung) auftreten.

Ein alkalischer Urin (mit einem p_H-Wert über 7), vor allem bei blonden Menschen und bei Personen von heller Komplexion (hellhäutig, hellhaarig, helläugig), weist auf einen Eisenbedarf, z. B. auf eine Eisenmangelanämie, hin. Man muß ein zweiwertiges Eisen in gut resorbierbarer Form (z. B. Rulofer, Firma Lomapharm) geben. – Ein vorwiegend saurer Urin (mit einem p_H-Wert unter 7) weist auf einen Kupfermangel hin und findet sich oft bei gewissen therapieresistenten Anämien, vor allem bei Menschen von mehr dunkler Komplexion. Dabei kommt dem Kupfer wohl mehr eine katalytische Wirkung zu, indem es erst durch seine Anwesenheit die Ausnutzung (Utilisation) des an sich vorhandenen Eisens ermöglicht. Es genügen auch oft relativ kleine Kupfergaben (z. B. Cuprum aceticum D_4), um einen solchen Zustand zu bessern. *Rademacher* hat im 19. Jahrhundert schon auf diese Zusammenhänge aufmerksam gemacht.

Von den Gerüchen des Harns

Der Urin, vor allem, wenn er frisch gelassen ist, kann verschiedene und oft recht typische Gerüche haben. Zu alter Urin, der schon lange aufbewahrt wurde, riecht oft ekelhaft jauchig infolge einer Zersetzung seiner organischen Bestandteile durch Mikroorganismen.

Hat der Urin einen Veilchengeruch, dann kann dies ein Hinweis auf eine oft ernsthafte Erkrankung der Eingeweide und der inneren Häute sein. Dies kann auch ein Anzeichen für eine chronische Intoxikation sein, vor allem dann, wenn der Kranke ständig ein blaß-weißes Gesicht hat. Diese Zeichen kann man oft bei Malern finden (Bleifarben!). Bei Veilchenduft im Harn hilft Therebinthin D_3, auch Phosphorus in hohen Potenzen und ebenfalls Copaiva.

Riecht ein Harn nach Ammoniak, also wie Pferdeurin, gebe man Acid. benzoicum D_3 oder Acid. nitricum D_4. – Riecht ein Harn wie Katzenurin, dann hilft Viola tricolor D_3 oder D_4 oder auch Acid. benzoicum D_3. – Ein widerlich säuerlich riechender Urin ist oft ein Anzeichen für innere Entzündungen infolge Senkungserscheinungen und erfordert Sepia D_4.

Stinkt der Harn, dann gebe man Acid. nitricum D_4, ist aber der Geruch sehr stinkend, dann hilft oft besser Kreosotum D_4. Es ist dies meist ein Zeichen für eine Fäulnis bzw. Eiweißzersetzung.

Ein eigentümlich faulig riechender dick-roter Urin ist ein Anzeichen für eine meist tödliche Wassersucht (allgemeines Ödem, Anasarka). – Ein übelriechender roter Urin, der leicht verderblich ist (also nicht für längere Zeit aufbewahrt werden kann), weist auf eine Lebererkrankung hin. – Ein übelriechender hochroter Urin, der leicht verderblich ist, weist auf eine ernsthafte Nieren-Erkrankung, auch auf eine Nieren-Verletzung, hin. – Ein übelriechender hochroter und dabei doch gelblicher Urin weist auf eine ernsthafte Allgemein-Erkrankung mit schlechter Prognose hin. In alten Texten heißt es, ein solcher Urin „zeiget von Verderbung aller drei Hauptglieder".

Ein übelriechender trüber Urin, in dem sich Fäden zeigen, weist auf eine Gastritis mit üblem Mundgeruch hin. – Ein übelriechender und trüber Urin, ohne rote und gelbe Farbe, weist auf eine ernsthafte Erkrankung („Fäulung") der Lungen oder des Blutes hin.

Ein Harn von üblem Geruch, der dunkelfarben bis schwärzlich verfärbt ist, dazu auch Eiweiß enthält, ist Anzeichen für eine böse Erkrankung von septischem Charakter. Der Kranke hat dann oft auch blau-schwarze ödematöse Anschwellungen. Man gibt gut Lachesis $D_{6-12-15-30}$.

Hat ein widerlich riechender Harn einen weißen Bodensatz, hilft oft Calcium carbonicum D_4 oder D_{12}. Hat er aber einen trüben Bodensatz, dann hilft meist besser Berberis D_{2-4}.

Ein übelriechender Harn, der rötlich oder blutig aussieht und einen Bodensatz wie gebrannter Lehm hat, weist auf Druck auf die Blase infolge Senkungserscheinungen hin. Oft hat der Kranke dazu noch einen aufgetriebenen Leib und klagt über Druckschmerzen im Unterleib. Hier hilft Sepia in niedrigen und auch in hohen Potenzen ($D_{6-15-30}$).

Wenn ein Harn reichlich gelassen wird und bei längerem Stehen milchig-trübe wird und dazu bei dem Kranken Wurm-Symptome (Oxyuren, Askariden usw.) bestehen, dann hilft oft gut Cina D_{1-3}.

3. Die Zeichen im Harn

Nach den bisher gemachten allgemeinen und notwendigen Vorbemerkungen und Hinweisen für die Harnschau, kommen wir jetzt zur Besprechung der Zeichen, die im und auf dem Harn im Glase zu sehen sind. Es muß noch einmal darauf aufmerksam gemacht werden, daß man diese Zeichen nur dann sehen kann, wenn das Glas nicht mit Detergenzien und dergl. gereinigt worden ist. Diese Chemikalien entspannen bekanntlich die Oberfläche jeder Flüssigkeit und können damit auch alle besonderen, dem Auge erkennbaren Gebilde, also Zeichen, verändern oder zerstören, ja, deren Bildung verhindern. Alle Glassachen für die Harnschau dürfen nur mit klarem Wasser gereinigt werden.

Die Regeln für die klassische Harnschau sind uns seit *Hildegard von Bingen* im Laufe der Jahrhunderte immer wieder und auf verschiedene Weise überliefert worden. Dabei haben sich das Wissen und die Darstellung natürlich immer wieder den jeweiligen Möglichkeiten der Erkenntnis, der Erklärung und der Wiedergabe, also dem geistigen Habitus jeder Zeit, angepaßt. Manche wertvolle Beobachtung und Veröffentlichung ist auch im Laufe der Zeiten verloren gegangen, auch der Autor hat für dieses Gebiet unangenehme Buchverluste durch Kriegsereignisse und Ausleihungen zu beklagen. – Neben *Hildegard von Bingen* werden hier auch die Regeln verwandt, wie wir sie *Lonicerus* (1679), *Hygiander* (1744), *Pfleiderer* (1937/39) und anderen verdanken und wie sie auch auf eigenen langjährigen Beobachtungen beruhen.

Aus didaktischen Gründen sollen erst die Zeichen im Harn im einzelnen beschrieben werden, und dann erst werden die Farben (Verfärbungen) des Harns erörtert. So fügt sich dann alles gut zueinander und gibt ein anschauliches Bild des Ganzen. Die Vielzahl von Mitteilungen und Beobachtungen mag den Anfänger zunächst etwas verwirren, mit der Zeit und nach vielen Beobachtungen wird er Ordnung und Klarheit und ein brauchbares System in diesem Zweig der Diagnostik finden und dann Nutzen und Gewinn daraus ziehen.

Die Zirkel im Harn

Unter einem Zirkel im oder besser auf dem Harn versteht man ein mehr oder weniger kreisförmiges, auch oft ein spiraliges Gebilde, das auf der Oberfläche des Harnes im Glase wie schimmernd erscheint, oft andersartig verfärbt ist, und sich so dem Auge als eine optische Erscheinung darbietet. Den Zirkel im Harn nennt man auch eine „Corona“ oder den „Oberen Kreis“.

Der Zirkel oben im Harn weist auf den Oberkörper und besonders auf den Kopf hin. – Zittert ein Zirkel in der Oberfläche des Harnes oder befindet er sich in steter Bewegung, dann kann dies auf einen Schlaganfall (Apoplexie) oder auf einen Herzinfarkt, oder aber auch auf eine Lungen-Embolie hinweisen. Das Ereignis kann eingetreten sein oder aber es kann drohen und bevorstehen.

Ein vielfarbener Zirkel, der in seiner Substanz etwas grob ist, deutet auf eine Blutung im Schädel (Verletzung oder Apoplexie) und auch auf einen zu hohen Blutdruck hin.

Ein blechfarbener Zirkel, der in seiner Substanz subtil (fein) ist, soll auf eine linksseitige Kopfverletzung hinweisen. Die Alten nahmen an, daß hiervon „die melancholische Feuchte“ (eine Form der Depression) ihren Ursprung habe. Man muß also bei Depressionen auf dieses Zeichen achten und nach linksseitigen Kopfverletzungen (auch: Schläge, Ohrfeige!) forschen. Arnica D_3, D_{30} wird dann gut helfen.

Auch ein gelbfarbener und subtiler Zirkel soll auf „von cholerischer Feuchtigkeit“ herrührende Kopfbeschwerden (Depressionen) hinweisen.

Ein gelber Zirkel, von dem sich Salze ausscheiden, die zu einer unterschiedlichen und glänzenden Verfärbung der Urinoberfläche führen, soll ein Zeichen für eine bestehende Manie sein. Eine solche Beobachtung weist darauf hin, daß Psychosen stoffwechselbedingt sein können, wie es heute die klinische Lehre auch annimmt. Die Alten sprachen übrigens in Hinsicht auf die erwähnten, vom Zirkel ausgeschiedenen Salze von „exaltierten salibus“, d. h. von heftig ausgeschwitzten Salzen.

Ein bleifarbener und dicker Zirkel (der also nicht subtil ist) zeigt eine schwere depressive Erkrankung an. Die Alten sprachen von einer „Verstopfung des Gehirns und daraus entspringender schwerer Not“. Man muß bei diesen Kranken auch auf Suizid-Neigungen achten.

Ein grüngefärbter und subtiler (feiner) Zirkel in einem bei starkem Fieber gelassenen Harn deutet die Krisis an. Wird dem Kranken in diesem Stadium des Umschwunges nicht richtig geholfen, dann kann es sein Tod sein.

Ein Zirkel oben im Harn weist also vor allem auf Kopfverletzungen und auf depressive Verstimmungen hin.

Der Schaum im Harn

Gemeint ist der Schaum oder die Gischt im Urin und auf seiner Oberfläche, die sich per se, d. h. von Natur aus dort befindet und nicht durch Tragen oder Schütteln des Urins erzeugt wurde. Der Schaum haftet meist am Glase, kann sich aber auch in der Mitte der Harn-Oberfläche befinden, er kann in sich zusammenhängend sein oder er kann zerteilt, d. h. in einzelne Partikel verteilt sein.

Der Schaum im Harn kommt meist bei innerlicher Hitze und innerer „zäher Feuchtigkeit", also vor allem bei starken fieberhaften exsudativen Entzündungen vor.

Wirken der Urin und der Schaum darin auf den Betrachter als „grob", dann zeigt dies an, daß der Kranke eine schlechte Verdauung bei Flatulenz hat.

Ein bleicher und subtiler (feiner) Schaum im Harn zeigt eine übernatürliche Hitze (sei es durch Fieber, Infekt oder auch durch Überfunktion) im Thorax und seinen Organen (besonders genannt sei das Herz) und auch in der Leber an.

Ein schwarzer Schaum im Harn, der nicht fest zusammenhängend, sondern zerteilt ist, soll nach alten Angaben auf die „schwarze Gelbsucht (melancholia nigra)" hinweisen, die als Folge einer Funktionsschwäche des Leber-Gallen-Systems zusammen mit depressiver Verstimmung auftritt. Die Alten nannten „die melancholische Feuchte und Verstopfung der Milz und der Leber" als Ursache dieser Gesundheitsstörung. Heute erkennt man diese oft als eine Pankreopathie.

Ein safrangelber oder ein zerteilter grüner Schaum im Harn weist auf eine Gelbsucht (Ikterus) hin; auch eine Hepatitis mit starken Entzündungserscheinungen und Schmerzen unter dem rechten Rippenbogen kann die Ursache sein.

Ein Schaum im Harn entsteht also meistens bei fieberhaften (entzündlichen) Erkrankungen der Oberbauch-Organe (Leber, Gallenorgane, Pankreas).

Die Blasen im Harn

Gemeint sind Gasbläschen im Harn, die nicht durch starke Bewegungen des Urins entstehen, sondern sich von Natur aus darin befinden. Sie haften nicht, wie es gewöhnlich der Schaum tut, an der Glaswand, sondern sie lösen sich ständig von der Glaswand ab und bewegen sich durch den unbewegten und geruhten Urin. Zu dieser Betrachtung soll der Harn eine kleine Zeitlang auf einer festen Unterlage vor dem durchscheinenden Licht stehen. Dazu eignen sich die vorgenannten kleinen Konsolen am Untersuchungsfenster.

Sieht man nur wenige, aber relativ große Blasen oder viele kleine Blasen im Harn, gilt dies beide Male als ein sicheres Todeszeichen.

Eine große Blase auf (!) dem Harn bedeutet Magenschmerzen oder auch Schmerzen im Dünndarm-Bereich (vor allem im Duodenum) durch eine exsudative Entzündung („grobe Feuchtigkeit") und Winde.

Große und grüne Blasen deuten auf schwere Leibesnot und weisen auf eine ernsthafte abdominale Erkrankung hin.

Kleine beständige Bläschen, die wie Sandkörner aussehen, deuten die Gefahr eines Schlaganfalls (Apoplexie) an.

Sammeln sich kleine Bläschen fest in der Mitte des Urins an, dann drohen (apoplektische) Lähmungen im Thorax- und Leibbereich.

Rote Blasen im Harn zeigen hitziges Fieber mit Husten an und sind damit oft Hinweise auf eine Pneumonie.

Große und kleine Blasen im Harn mit groben Inhalten (Einschlüssen) zeigen eine Ausscheidungsschwäche durch die inneren und äußeren Häute an, so z. B. das Unvermögen zu schwitzen, mangelne Perspiratio insensibilis usw. Dies kann zu Funktionsschwächen, zu körperlichen und zu geistigen Behinderungen und Lähmungen, zu geistiger Umnachtung, zu Kopfbeschwerden und zu Gedächtnisschwäche führen. – Man muß alle infrage kommenden Methoden der Ausleitung durch die Haut, wie sie u. a. *Aschner* beschrieben hat, anwenden: Bürsten der Haut, Baunscheidtieren, Schröpfen, Schwitzkuren usw.

Die Blasen im Harn zeigen also eine Plethora, eine Fülle, ein Zuviel an, egal, ob mit oder ohne Fieber. Eine Plethora beruht nicht nur auf einem Zuviel an Nahrungsaufnahme oder sonstiger Aktivität, sie beruht meist auch auf einer Ausscheidungsschwäche durch die Haut und den Darm. Diese muß man beheben und die Diät regeln.

Das Gewölk im Harn

Gemeint sind die in einem ausgeruhten und ruhig gehaltenen Urin sich zeigenden Wolkenbildungen (nubecula).

Ein dünner weißlicher Harn ohne jegliches Gewölk kann hinweisen: auf eine starke Obstipation, auf eine Frigidität, auf eine bestehende Gefühlslosigkeit bzw. Gefühlsarmut. – Findet sich aber ein sehr kleines Gewölk in einem solchen Harn, so ist dies ein Anzeichen dafür, daß die genannten Störungen, insbesondere die o.g. Affekte zwar vorhanden, aber nicht sehr stark sind.

Eine Wolke in einem bleifarbenen Harn, die ganz unten im Glase oder auf dem Boden erscheint, weist auf eine bestehende Tuberkulose (Schwindsucht) hin.

Ein schaumiger gelber oder grüner Harn mit Wolken weist auf eine entzündliche Erkrankung der Leber hin.

Ein Gewölk im Harn kann also auf eine Funktionsschwäche hinweisen.

Die Boden-Nebel im Harn

Man versteht darunter die Materie (ein stoffliches Gebilde), die sich in Form von Boden-Nebel unten im Uringlas zeigt (nebula hypostasis). Ein solcher „Nebel" liegt dem Boden im Glase mehr an, als daß er wie eine Wolke im Harn schwebend erscheint.

Ein grauer ungleichförmiger Boden-Nebel weist auf eine hartnäckige Krankheit hin, die nicht leicht zu beheben ist.

Ein bleifarbener Boden-Nebel bedeutet das Erlöschen des Lebensfeuers und damit den nahen Tod.

Ein schwärzlicher Boden-Nebel weist auf Grimmen in den Därmen hin.

Ein Boden-Nebel zeigt also stets eine erhebliche Schwäche, schon eine Lebensschwäche, an.

Die „ungedaute Feuchte" im Harn

Hierunter versteht man eine im Harn schwebende Trübung, die mehr einem Boden-Nebel als einem Gewölk in ihrer Konsistenz gleicht. Die Alten nahmen an, daß eine solche „ungedaute Feuchte" die Folge von unvollständigen Stoffwechselprozessen im Organismus sei. Heute könnte man besser sagen, daß dies ein Anzeichen für das reichliche Vorhandensein von Stoffwechselzwischenprodukten („Schlacken") im Organismus als Folge eines generell gestörten Stoffwechsels ist.

Erscheint die „ungedaute Feuchte" als Trübung im oberen Teil des Uringlases, dann bedeutet sie Krankheit und „Verschlackung" der Thoraxorgane und auch Atemerschwernis (Asthma).

Erscheint die „ungedaute Feuchte“ in der Mitte des Uringlases, dann weist sie auf Erkrankungen und Schmerzen (infolge von „Verschlackungen“) im Magen und im Gedärm hin. Diese Beschwerden können durch Kälte und Wind ausgelöst werden.

Erscheint diese besondere Trübung im unteren Teil des Uringlases oder liegt sie gar am Boden des Glases (nicht zu verwechseln mit einem Boden-Nebel!), dann liegen Nieren-Erkrankungen vor. Die Alten sprachen in diesem Zusammenhang von „Geschwüren der Nieren und der Lenden“.

Die „ungedaute Feuchte“ im Harn weist also meist auf eine regionale „Verschlackung“ durch ein Übermaß von Zwischenprodukten des Stoffwechsels und eine Störung dieser Lebensfunktion hin.

Die Fasern im Harn

Manchmal sieht man im Harn haargleiche Fäserchen schweben, die man auch gelegentlich „filamanti“ nennt.

Rote oder gelbe Fasern im Harn zeigen eine übermäßige Hitze der Nieren an, weisen also auf eine Nieren-Entzündung hin.

Finden sich solche Fasern in einem ölartigen, dickflüssigen Harn, dann gelten sie als ein Zeichen für eine Nieren-Atrophie.

Findet man in einem Harn etwas grobe Fasern und haarartige Gebilde, die vergehen, wenn man das Glas ein wenig anrührt, dann zeigt dies eine Ausscheidungsschwäche der Nieren an. Die Alten sprachen dabei von einer „Verstopfung der Nieren durch eine grobe und zähe Feuchte“. Die chinesische Medizin (Akupunktur, chen-chiu) führt einen solchen Zustand auf einen yin-Überfluß zurück.

Sind in einem ölfarbenen Harn Fasern oder Haarlöckchen zu sehen, dann leidet der Kranke an Auszehrung (Schwindsucht, Tuberkulose, Marasmus usw.) und es besteht ein allgemeiner erheblicher Gewichtsverlust am ganzen Körper.

Finden sich in einem Harn Fasern nahe an einem Zirkel oder gar in einem Zirkel, dann weist dies auf zerebrale Störungen, Kopfbeschwerden und auch auf starke Kopfschmerzen hin.

Fasern im Harn, die sich mit dem Gewölk im Harn mischen, zeigen Magenbeschwerden, Gastritis, Magengeschwür (Ulkus) und davon herrührenden Foetor ex ore (üblen Mundgeruch) an.

Finden sich ganz unten im Harn Fasern, die wie eine gekrümmte Haarlocke aussehen, dann leidet der Kranke an Nervenschmerzen im Unterleib oder an einer Erkrankung („Verstopfung“) des Samenstranges. Es findet sich dabei auch oft fliegende Hitze, auch Druckgefühle, von unten nach oben aufsteigende Beschwerden und Unpäßlichkeit, Klopfen im Kopf und allgemeine Müdigkeit. Solche Zustände sollen sich, nach alter Darstellung, öfter bei solchen Menschen (Männern) einstellen, die außerhalb ihrer Ehe keusch leben.

Die Schuppen im Harn

Im Harn finden sich gelegentlich Substanzen, die an Schuppen erinnern oder wie Kleie aussehen.

Finden sich Schuppen im Harn eines fieberlosen Kranken, dann weisen sie auf zerebrale und manchmal auch auf geistige Störungen hin.

Schuppen im Harn eines Kranken, der über Beschwerden und Schmerzen in der Blasengegend klagt, zeigen an, daß die Blasenschleimhaut verletzt ist (durch Entzündung, Tumor, Stein).

Eine kleieähnliche Substanz (Schuppen) in einem Frauenharn zeigt eine Erkrankung der Gebärmutter mit Weißfluß (Fluor alb.) an.

Eine kleieähnliche Substanz (Schuppen) im Harn eines Fiebernden deutet auf ein auszehrendes (hektisches) Fieber hin, dessen Ursache es durch andere Untersuchungen zu ergründen gilt.

Eine kleieähnliche Substanz (materia furfuracea, Schuppen) in einem übelriechenden Urin zeigt an, daß eine Gonorrhö (Tripper), ein Blasengeschwür (z. B. Tumor) oder ein Blasenstein vorliegt.

Der Staub im Harn

Von den Schuppen (kleieähnliche Substanz, materia furfuracea) muß man den Staub im Harn unterscheiden. Man versteht darunter eine allerfeinste, pulverartige Materie im Urin; sie wirkt auf den Betrachter wie Sonnenstäubchen in der Luft.

Staub in einem Zirkel des Harns weist auf große Kopfbeschwerden und auf heftige Kopfschmerzen hin.

Staub im Harn, der am Boden des Glases im Urin schwebt, zeigt Beschwerden und Schmerzen in den Lenden, Hüften und Gliedern, aber auch Gicht, Rheumatismus, Lumbago, Ischias, Neuralgien und dergl. im unteren Bereich des Körpers an.

Staub im Harn, der in der Mitte des Uringlases schwebt, weist auf Lungenbeschwerden, Lungenerkrankungen, auf schweren Atem und Asthma hin.

Steigt der Staub im Harn in dem Gewölk im Harn auf und nieder, dann gilt dies als ein Schwangerschaftszeichen. Dies Zeichen aber bekommt erst dann besonderen Wert, wenn noch weitere Anzeichen für eine Schwangerschaft bestehen.

Der Sand im Harn

Der Sand im Harn ist bedeutend gröber als der Staub im Harn. Dabei kann man noch Sand und kleine Körnchen voneinander unterscheiden. Der Sand im Harn setzt sich am Boden des Uringlases ab, er bleibt also nicht in der Schwebe.

Leidet ein Kranker an Rückenschmerzen und findet sich roter Sand in seinem Harn, dann ist dies ein Zeichen für Nierenstein. – Klagt ein Kranker über Schmerzen im Unterleib, vor allem in der Blasengegend, und findet sich weißer Sand in dem Harn eines solchen Kranken, dann ist dies ein Zeichen für Blasenstein.

Roter Sand im Harn eines Kranken, ohne Schmerzen im Rücken und in den Lenden, zeigt eine fieberhafte Nierenentzündung an.

Findet sich ein roter, weicher Sand im Harn eines fieberlosen Kranken, dann ist dies ein Zeichen für eine bestehende Dyskrasie (Unreinigkeit des Blutes und der Körpersäfte). Man muß eine Blutreinigungskur durchführen und zwar bei allgemeinen Füllesymptomen durch blutig-schröpfen und zur Ader lassen, bei Asthenie aber durch trocken-schröpfen, oder aber allgemein durch mehrfache Anwendung des Baunscheidt-Verfahrens.

Finden sich im oberen Teil des Harnes kleine Körnchen, die wie Bläschen aussehen, dann ist dies ein Zeichen für eine Hyperämie im Kopfbereich, insbesondere im Schädel. – Finden sich solche Körnchen in der Mitte des Urins, dann weist dies auf eine Hyperämie (Blutanstau) im Thoraxbereich hin.

Die groben Teile im Harn

Es handelt sich hierbei um recht grobe Materie und auch um große Körner im Harn.

Eine grobe Materie im Harn am Boden des Uringlases, die aneinander hängt und graufarben ist, zeigt allgemeine Beschwerden an. Beschwerden sind aber nicht nur Schmerzen und Funktionsschwäche, sondern auch ein merkbares Schweregefühl, weswegen die Alten auch von „Beschwehrung“ des Leibes und seiner Glieder sprachen.

Finden sich in einem Frauen-Urin am Boden des Glases große Körner oder zeigt sich dort zusammenhängende grobe Materie, alles mehr auf einen Haufen geballt, dann gilt dies als ein Zeichen für Amenorrhö und für das Ausbleiben der monatlichen „Reinigung".

Ist diese grobe Materie im Frauen-Urin am Boden des Glases aber schwarzfarben, dann leidet diese Frau an Dysmenorrhö. Die Alten nannten dies so verbreitete Leiden einen „fluxu mensium immodico", d. h. einen unbequemen Monatsfluß. Man muß also danach trachten, ihn der Frau wieder „bequemer" zu machen.

Feste Substanzen im Harn (Fasern, Schuppen, Sand, grobe Teile usw.) deuten also immer auf eine Funktionsschwäche von Organen hin, sei diese bedingt durch Schwäche, Entzündung, Tumor oder anderes. Wichtig sind aber immer die Lokalisationen dieser festen Substanzen im Uringlas, sie weisen auf entsprechende Lokalisationen im Körper hin.

Blut und Samen im Harn

Eine geringe Blutbeimischung im Harn kann man meist nicht sehen und nur chemisch nachweisen. Bei einer stärkeren Blutung aber kann man oft das Blut im Harn mit dem unbewaffneten Auge sehen und erkennen.

Frisches, gut erkennbares Blut im Harn weist immer auf eine innere Blutung hin. Bestehen dabei Rückenschmerzen, dann kann es aus einer Nierenblutung herrühren. Durch entsprechende örtliche Schmerzen machen sich auch Blutungen aus dem Harnleiter und der Blase bemerkbar. Klagt der Kranke aber bei einem solchen Urin über Schmerzen und Stechen auf der rechten Seite, vor allem unter dem rechten Rippenbogen, dann liegt eine Läsion in der Leber vor, aus der es blutet.

Ist das Blut im Harn geronnen, von schwarzer Farbe und liegt es im Glase am Boden, dann stammt das Blut aus den Nieren.

Fällt im Harn einer Frau das geronnene Blut im Klumpen nach unten, dann zeigt dies an, daß diese Frau gerade menstruiert.

Findet sich in einem Harn geronnenes Blut, das sich klumpig zusammenballt und dazu einen starken Geruch hat, dann stammt das Blut aus der Blase. Oft klagen diese Kranken auch über Schmerzen in der Genitalregion.

Ist im Harn die Trennung zwischen Urin und Blut nicht deutlich rötlich markiert, dann entsprechen sich die Schärfe (der osmotische Druck) des Blutes und des Harnes.

Findet sich im Harn eines Mannes oder eines Jünglings Samen (als Fäden oder in Zusammenballungen), der in kleine Partikel aufgeteilt ist, dann hat der Betreffende zuvor (in der Nacht) Geschlechtsverkehr gehabt oder aber er hat onaniert.

Findet sich im Harn eines Mannes grobgeronnener, klumpiger Samen, dann ist dies ein Zeichen dafür, daß ein an sich potenter Mann seinen Samen aus Krankheitsgründen zurückhält, diese Krankheit aber relativ leicht zu heilen ist.

Samen im Harn eines Mannes kann auf eine Gonorrhö (Tripper) hinweisen. Es ist dann diese Krankheit nicht oder nicht ausreichend behandelt worden, und es kann ihr dann im allgemeinen die Auszehrung oder die Schwindsucht nachfolgen.

Der Eiter im Harn

Findet sich Eiter im Harn, dann zeigt dies eine mit Eiweiß-Zerfall (Zell-Zerfall) einhergehende Erkrankung (Tumor, Geschwür usw.) der Nieren an. Hat dieser Urin aber einen üblen Geruch, dann liegt die Erkrankung in der Blase. Handelt es sich dabei um einen Frauen-Urin (in dem sich der Eiter findet), dann kann es sich auch um eine entsprechende Erkrankung (Karzinom!) der Gebärmutter handeln. – Klagt aber der Kranke, in dessen Harn sich Eiter findet, über Schmerzen unter dem rechten Rippenbogen, dann weist dies auf eine entsprechende Erkrankung der Leber hin.

Man beachte: Ein übelriechender Harn mit Eiter usw. weist stets auf die Blase hin. Liegt eine Erkrankung der Nieren vor, dann ist der Harn nicht übelriechend!

Von den Fiebern

Hat ein Kranker ein kontinuierliches, tägliches Fieber und dabei einen dicken, trüben Harn, dessen Farbe dem des Weines (Weißwein) ähnelt, dann wird er bald genesen. – Ist der Harn aber klar und hell wie Wasser, dann droht ihm der Tod (weil, wie die Alten annahmen, seine Säfte entmischt sind und das Blut erkaltet). Es ist dies ein Schwächezeichen. – Ist der Harn eines Fiebernden dick und ziemlich wässrig und von bleicher Farbe, dann kann er, nach langer schwerer Krankheit, wieder genesen und wird dem Tod knapp entgehen.

Hat ein Kranker das dreitägige Fieber (Tertiana) und ist der frisch gelassene Harn blutig gefärbt, wobei diese blutig-rote Verfärbung sich nicht ändert und der Harn sonst dick ist, dann stirbt der Kranke nicht, aber er bleibt lange leidend. – Wird der frisch gelassene blutig-rote Harn aber mit der Zeit blaß und erscheinen im Harn allerlei Streifen (Fasern), die wie Äderchen rot gefärbt, wässrig und trübe sind, dann gilt dies nach *Hildegard von Bingen* als ein Todeszeichen. – Sind diese eben genannten Streifen (Fasern) aber nicht rot, dann wird dieser Kranke zwar viel leiden müssen, aber doch knapp dem Tode entgehen. – Hinsichtlich der heutigen Therapie-Möglichkeiten muß man solche alten prognostischen Angaben entsprechend revidieren!

Leidet ein Kranker am viertägigen Fieber (Quartana) und ist sein Harn dick und rot gefärbt und sind darin allerlei Fasern zu sehen, dann wird er nach harter Krankheit überleben.

Allgemein kann man sagen (nach *Hildegard von Bingen*): Sieht ein Harn rot aus, dann ist noch Wärme im Blut und Heilung ist möglich. – Weist der Harn streifige Gebilde (Fasern) auf, dann hat noch keine Entmischung der Säfte stattgefunden und Heilung ist noch möglich, doch kommt es zu einer „Vertrocknung" des Menschen. – Ist der Urin eines Fiebernden aber blaß und klar und ohne weitere Zeichen, dann erlaubt dies eine schlechte Prognose, der Kranke wird sterben, da das Blut erkaltet ist, die Körpersäfte sich bereits entmischt haben und Blutplasma und Blutserum nicht mehr im rechten organischen Verbund miteinander stehen. – Hat ein Kranker ein hitziges und starkes Fieber, dann scheidet er einen roten und dicken Harn aus, der auch einen roten Schaum haben kann, wobei dann dieser Schaum nach und nach im Glase zu Boden sinkt. Bilden sich aber bei einem solchen Kranken streifige Gebilde im Harn („als würde er gespalten, wie Eis beim Auftauen gespalten wird"), dann ist dies ein Zeichen für den herannahenden Tod, vor allem aber, wenn dazu der Harn im oberen Teil des Glases klar und im unteren Teil trübe ist. Ist diese Trennung in klar erkennbare Streifen und in einem deutlich voneinander abgrenzbaren oberen klaren und unteren trüben Teil im Uringlas nicht erkennbar, besteht vielmehr eine allgemeine Durchmischung, dann wird der Kranke mit dem Leben davonkommen.

Von einigen Todeszeichen im Harn

Außer den sonst in dieser Arbeit an gehöriger Stelle genannten Todeszeichen, so z. B. wie vorstehend bei Fiebern, hat *Hildegard von Bingen* noch andere Zeichen im Harn, die auf den drohenden Tod hindeuten, gegeben.

Läßt man einen Harn, der frisch gelassen seine natürliche Farbe hat, so lange stehen bis er abgekühlt ist, und wird er dann blaß und klar und sieht an seiner Oberfläche so aus, als wenn er mit Staub bestreut ist, dann ist dies ein Zeichen des Todes.

Ist der Harn weiß wie geronnene Milch oder wie Eiter und zeigt in seiner Mitte eine trübe und weiß gefärbte Wolke, dann ist dies ein Todeszeichen. Dies vor allem dann, wenn das Gewölk seitlich bis an den Rand des Glases reicht. Ist aber der Harn am Rande des Gewölks noch klar, dann kann der Kranke noch genesen.

Ist aber ein solcher Harn dunkelrot, dann ist dies ein schlechtes Zeichen: Ein dunkelroter Harn zeigt an, daß die ,,Schwarzgalle" beschädigt ist, ein weißer Harn zeigt an, daß sie bereits am zerfallen ist, und ein trüber Harn zeigt an, daß sie ,,ihren Rauch am Ende ausläßt", d. h. daß sie völlig, auch dem Geiste nach, vergangen ist. Die ,,Schwarzgalle" steht hier in etwa für das Lebensprinzip, für die ,,vis vitalis".

Abgesehen von dieser besonderen dunkelroten Färbung gilt wieder, daß, ganz allgemein gesehen, eine gute natürliche kräftige Färbung des Urins für Lebenskraft, ein Abblassen und weiß-trübe-werden für Lebensschwäche gilt. Ein rötlicher Harn (aber nicht ein dunkelroter!) zeigt an, daß auch bei schwerer und erschöpfender Krankheit immer noch eine gute Reaktionsbereitschaft und damit eine genügende, aktive Lebenskraft besteht.

4. Die Verfärbungen des Harns

Bereits im vorangehenden Kapitel über die Zeichen im Harn wurden immer wieder die Verfärbungen des Harns, d. h. die Farbe, die er dem Betrachter darbietet, erwähnt. Es bilden ja immer Farbe, Zeichen und Geruch eine diagnostische Einheit bei der Harnschau. Der Harn wird immer als Ganzes und in seinen Teilaspekten betrachtet. Nur die speziellen Harnuntersuchungen bestimmen und beurteilen einzelne Bestandteile des Harnes.

Wir kennen die nachfolgend beschriebenen Farben im Urin, die man vielleicht besser Verfärbungen des Harnes nennt, und wir sprechen von dem weißen, dem schwarzen, dem bleifarbenen, dem grünen, dem gelben und dem roten Harn.

Der weiße Harn

Hierunter versteht man einen Urin, der weißer ist, als er es auf Grund des Alters des Kranken, seines Temperamentes, der Jahreszeit und der Diät sein sollte.

Ein solcher weißer Urin deutet auf eine Abnahme der Lebenskraft und der natürlichen Lebenswärme hin. Er gilt auch als ein Zeichen für eine schwache Verdauung, für Kräfteverlust, Dyskrasie (Verschlackung) und für eine körperliche und seelische Versäuerung und Verbitterung. Es kennt wohl die Psychologie, die wissenschaftlich fundierte Lehre von der Seele, nicht derartige Begriffe, die aber der täglichen praktischen Erfahrung als anschauliche Beschreibungen eines seelischen Zustandes durchaus vertraut sind.

Ein schöner weißer Harn deutet auf eine schlechte Milzfunktion hin, dabei besteht meist eine bleiche Gesichtsfarbe und auch ein allgemein leibliches Unlustgefühl.

Ist ein weißer Urin etwas bleifarben, dann deutet dies auf ein Steinleiden hin: Bei rotem Bodensatz handelt es sich um Nierenstein, bei weißem Bodensatz um Blasenstein.

Ein weißer schleimiger Harn weist auf Gesundheitsstörungen durch unbewältigte Feuchtigkeit hin, d. h. durch bioklimatische Einwirkungen wie Sitzen auf feuchtkaltem Untergrund, Wohnen in feuchten Räumen, Nebelnässen, naßkalter Wind usw., die z. B. Rheumatismus, Ischias u. a. m. auslösen können.

Ein weißer schleimiger Harn, der bleifarben ist und Eiter enthält, weist auf eine ernsthafte Erkrankung der Nieren oder der Harngänge (Tumor, Geschwür) hin.

Ein Harn von blaß-weißer Farbe mit einem etwas grünfarbenen Zirkel und vielen feinsten Substanzen, die im Harn schweben oder in ihm aufgelöst sind, weist bei einem Mann auf eine Anlage zur Epilepsie und bei einer Frau auf ein ernsthaftes Uterusleiden (z. B. Karzinom) hin. Dieser Urinbefund ist schon zu finden, ehe sich klinisch-manifeste Krankheitszeichen zeigen!

Ein weißer Harn mit einem bleifarbenen Zirkel deutet hin auf Harnverhaltung, Neigung zu Schwindel und Epilepsie.

Ein weißer Harn weist oft auf ein sich anbahnendes Leberleiden hin.

Ein weißer trüber (dicker) Harn findet sich oft bei Schwindsucht (Tuberkulose).

Ein weißer Harn bei einem heftigen Fieber zeigt an, daß die Krisis oder das Delirium bevorsteht. Läßt man diesen Harn stehen und er bleibt weiß, dann steht der Tod bevor.

Ein kristallweißer und wässriger Harn weist darauf hin, daß die Verdauungskraft ruiniert ist, sei es durch Mißbrauch von Abführmitteln, sei es durch Völlerei oder durch Nachlassen der Lebenskraft.

Ein weißer Harn im Anfang eines Fiebers erlaubt eine schlechtere Prognose als ein solcher gegen Ende eines Fiebers.

Der schwarze Harn

Unter einem schwarzen oder auch einem grauen Harn versteht man einen Urin, der schwärzer ist, als er es auf Grund von Temperament und Diät des Kranken sein sollte.

Ein solcher schwarzer (grauer) Harn zeigt an, daß nicht die natürliche Körperwärme, sondern ein Fieber infolge einer Entzündung im Organismus besteht.

Wird ein schwarzer Harn in genügender Menge ausgeschieden, oft auch nach einer starken Erhitzung des Körpers, dann liegt ganz allgemein eine Entzündung innerer Organe vor. Die Alten sprachen in solch einem Fall von „erhitzten Säften". Eine solche Entzündung kann durch eine geeignete Behandlung behoben werden. Die Alten gaben dann „Temperantiae", d. h. entzündungshemmende Mittel, die auch die Temperatur herabsetzten.

Wird ein schwarzer und stark riechender Harn in ungenügender Menge ausgeschieden, dann liegt eine lebensbedrohliche Pneumonie vor („große Hitze in Lungen und Brust"). Wird ein solcher Harn aber nur in sehr geringer Menge oder gar nur tropfenweise gelassen, dann muß man mit dem Tode des Kranken rechnen.

Wird ein zunächst grüngefärbter Harn nach einigem Stehen schwarz, dann ist dies ein prognostisch schlechtes Zeichen und weist auf den drohenden Tod hin. Ein solcher Farbumschlag tritt ein, wenn das Lebensfeuer erlischt, oder, wie die Alten auch sagten, wenn die natürliche Hitze im Organismus erstickt wird.

Ein schwarz-braun-roter Harn, der beim Stehen ein dunkles Sediment am Boden absetzt, deutet auf eine Auszehrung durch ein akutes Fieber hin.

Ein schwarzer Harn, der im Glase dunkle Stoffe am Boden absetzt, ist ein Zeichen für Meningitis und für meningeales Syndrom. Besteht dabei Fieber, dann klagt der Kranke über Kopfschmerzen, und es tritt auch eine Trübung seines Verstandes ein.

Bleibt ein schwarzer Harn am Anfang einer fieberhaften Erkrankung gleichmäßig schwarz bis in den siebenten Tag der Erkrankung hinein, dann wird der Kranke sich wieder erholen.

Wird ein schwarzer Harn in einem viertägigen Fieber (Quartana) gelassen, dann wird der Kranke wieder genesen. – Schwitzt dieser Kranke aber dabei am Hals, Kopf oder Rücken, dann ist dies ein schlechtes Zeichen, und die Prognose ist dubiös. Oft hilft dann Thuja D_{12}.

Ist der Harn einer Frau oben im Glase klar und unten im Glase schwarz, dann ist dies ein prognostisch schlechtes Zeichen. Die Krankheit wird einen unnatürlichen Verlauf nehmen. – Diese schwarze Färbung im unteren Teil des Harnes kann aber auch von einer Blutbeimengung herrühren, und auch dies ist, wenn nicht die Menstruation die Ursache ist, prognostisch ungünstig.

Der bleifarbene Harn

Ein Harn kann ganz oder nur teilweise bleifarben sein. Er kann auch erst nach einiger Zeit des Stehens bleifarben werden. Es kann auch die bleifarbene Verfärbung mit schwarzer oder mit grüner Farbe vermengt sein.

Ein solcher bleifarbener Harn zeigt stets eine Schwächung der natürlichen Lebenskraft an und dies um so mehr, wenn er Körnchen (granuli), Bläschen oder Fettigkeiten aufweist.

Ist ein Harn nur in seinem oberen Teil bleifarben, dann weist dies auf Epilepsie (Fallsucht) oder auf eine sonstige zerebrale Krankheit hin.

Wird ein Harn erst nach einer Zeit des Stehens bleifarben, dann leidet der Kranke an Wassersucht (Ödeme, Anasarka, Herzmuskelschwäche usw.).

Enthält ein bleifarbener Harn viel Körnchen und Bläschen, dann leidet der Kranke an einer bösartigen Lungenerkrankung (Tumor, Tuberkulose, Asthma).

Sind in einem bleifarbenen Harn viele kleine „Stückchen" (Stofflichkeiten) zu sehen, dann bestehen, vor allem im Thoraxbereich (Lungen) große Schmerzen.

Ein bleifarbener Harn bei Schwindsucht (Phthisis) und in der Krisis (Phrenesi) gelassen, bedeutet den Tod.

Der bleifarbene Harn ist bei allen Krankheiten ein prognostisch schlechtes Zeichen, vor allem aber, wenn er dazu noch ölig ist. Dies gilt seit altersher als ein Zeichen für das Nachlassen des natürlichen Säfteflusses im Organismus.

Der grüne Harn

Ein grüngefärbter Harn gilt als ein Zeichen einer allgemeinen Versäuerung des Organismus. Die Alten sprachen in diesem Zusammenhang von einem Überfluß an schwefliger und unverdauter Säure, die auch ein Übermaß von kalter Feuchte in den Körperorganen bedingen könnte.

Ein grüner Harn bei Kindern weist auf nervöse Störungen, oft mit Krämpfen und Krampfneigung, auch mit Kopfschmerzen und auf Epilepsie hin.

Ein grüner Harn, der in einem starken Fieber oder aber in der Krisis gelassen wird, ist ein schlechtes prognostisches Zeichen und bedeutet Todesgefahr.

Wird ein grüner Urin von einem Kranken gelassen, der über Magenbeschwerden und Schmerzen in der Herzgegend klagt, so gilt ein solcher Harn als ein Zeichen dafür, daß dieser Kranke Gift bekommt (im Essen, als Arznei usw.), vor allem aber dann, wenn sich am Boden des Uringlases kein Wölkchen zeigt.

Klagt eine Frau über starke Uterusbeschwerden und läßt einen grünen Urin mit einem grünlichen Zirkel, dann gilt dies als Zeichen dafür, daß sie an einem Uterus-Karzinom leidet und daß die Prognose infaust ist. Gibt man der Kranken hitzige Mittel (d. h. Mittel, die erwärmen, erhitzen, eine starke Reaktion oder eine Hyperämie auslösen), dann wird dies ihren Tod beschleunigen.

Leidet ein Kranker an einer zerebralen Erkrankung und ist sein Verstand verwirrt oder unklar, und läßt er einen grünen oder einen blaßgrünen Harn, dann ist dies ein prognostisch schlechtes Zeichen, vor allem aber dann, wenn auch ein grüner Zirkel zu sehen ist. Es droht dem Bettlägerigen Dekubitus (Wundliegen) oder aber der Tod in wenigen Tagen.

Der gelbe Harn

Ist ein Harn zitronenfarbig (aber nicht hoch gelb-rot), zeigt er dazu feinste kleine Substanz, wird er in genügender Menge ausgeschieden, hat aber keinen Schaum, keine Gischt, keine Blasen oder Fäden, keinen Bodensatz und keine falsche Säure (d. h. ist er chemisch relativ neutral) und begeben sich alle Bestandteile des Harns wieder an ihren Ort, nachdem man den Urin geschüttelt hat, dann ist ein solcher Harn ein Zeichen für eine gute Gesundheit und auch für eine gute gesunde Konstitution.

Ist der Harn so gelb, wie er hinsichtlich des Temperaments, der Jahreszeit und der Diät sein soll, dann können trotzdem folgende Gesundheitsstörungen vorliegen: Der Kranke war durch Zorn erregt. Oder: Der Kranke hatte hitzige Speisen und Getränke zu sich genommen.

Findet sich in solch einem Harn ein bleicher feiner Schaum oder ein safrangelber Schaum oder ein zerteilter grüner Schaum, dann weist dies auf eine Leber-Galle-Erkrankung, eine Hepatitis oder auf einen Ikterus hin.

Ein gelber Harn mit gelösten Bestandteilen und darin ausgefällten nadelförmigen Salzen (von saurem oder von bitterem Charakter) deutet auf eine harnsaure Diathese hin. Der Kranke leidet an Urikämie oder gar an Gicht. Man stellt weitere Harnuntersuchungen an (z. B. die *Sulkowitsch*-Probe) und veranlaßt Blutuntersuchungen auf Harnsäure und macht bei vorhandenen Schmerzen (Podagra!) die therapeutische Probe mit Colchicum. Aber auch auf einen erhöhten Blutdruck und auf Diabetes muß man zusätzlich achten!

Der rote Harn

Ein roter Urin, der röter ist, als er hinsichtlich des Temperaments und der Diät sein sollte, zeigt eine (oft katarrhalische) Erkrankung mit Verschwellung und Verstopfung der zarten Gallengänge in der Leber an.

Ein dicker rötlicher Harn, der schnell verdirbt, der schwer ist und der einen offenen Zirkel („Saturn-Zirkel") aufweist, ist ein prognostisch ungünstiges Zeichen und weist auf ein bösartiges, heftiges (toxisches, septisches) Fieber mit großer Todesgefahr hin.

Ein roter Harn, der beim Stehen rot bleibt und keinen Bodensatz bildet, bedeutet, wenn er in einem heftigen Fieber gelassen wurde, den Tod des Kranken.

Wenn ein solcher roter Harn ohne Bodensatz ölfarbig ist, übel riecht und nur in großer Menge gelassen werden kann, bedeutet er den Tod des Kranken.

Ein roter dicker Harn mit Gischt (Schaum) und reichlichem Bodensatz, der nur in geringer Menge gelassen werden kann, zeigt eine meist tödlich verlaufende Schwindsucht (Tuberkulose) an. Zu dieser Erkrankung kam es, weil Leber und Lungen durch hitzige Getränke (so z. B. durch gebrannte Alkohole: Leberzirrhose!) geschwächt und verdorben wurden.

Wird ein roter Harn nach einigem Stehen bleifarben, dann leidet der Kranke an Lungentuberkulose oder an einem Tumor der Lungen (Bronchial-Karzinom).

Ist in einem roten Harn die rote Farbe mit schwarz vermischt, dann liegt eine fieberhafte Lebererkrankung (z. B. Hepatitis) vor.

Nimmt ein roter dicker Harn nach Umrühren eine gelbe Safran-Farbe an, dann besteht eine Gelbsucht (Ikterus).

Ein roter und trüber Harn weist auf ein Geschwür oder einen Tumor in der Leber hin.

Bleibt ein roter Harn beim Stehen rot, dann leidet der Kranke an Schmerzen in den Lenden. Die Ursache kann eine Entzündung oder ein Tumor (ein „Geschwür") in den Nieren sein.

Ein dick-roter Harn, der in genügender Menge ausgeschieden wird, zeigt eine eitrige infektiöse Entzündung der inneren Häute an (Peritonitis, Pleuritis).

Ein rosenroter Harn tritt bei einem Eintagsfieber auf, das akut, kurzdauernd und rasch vorübergehend ist.

Ein roter Harn bedeutet immer Hitze und Fieber. Er findet sich auch bei Skorbut mit Frost und Frostschauder, auch manchmal bei Kälte-Krankheiten und bei kalten Krankheiten, wenn dazu starke Schmerzen bestehen. Oft wird auch der Harn nach langer Harnverhaltung rot verfärbt.

Ein roter dicker Harn, der viele faulige und unlösliche Bestandteile enthält, ist oft der Vorbote eines chronischen und unangenehmen heftigen, scharfen Fiebers, das aber auf Digestiva bald weichen wird. Digestiva sind in diesem Falle verdauungsfördernde Mittel von kühlendem Charakter.

5. Besonderheiten

Besonderes über den Harn des Mannes

Ein klarer weiß-grüner Harn, der wie Wasser aussieht und keinerlei Trübung, Gewölk usw. enthält, gilt als Zeichen für eine Funktionsschwäche des Magens und eine Dysfunktion der Leber. Den Kranken ekelt es vor Speisen und er klagt über Durst und Kraftlosigkeit der Glieder. Die Alten sprachen in diesem Zusammenhang von „einem ganz erkalteten Magen" und von „einer verstopften Leber".

Ein weiß-grüner Harn, der recht bleich aussieht und ein kleines Wölkchen am Boden erkennen läßt, zeigt einen verdorbenen Magen (Gastritis) und eine Leberdysfunktion an. Es besteht dabei wohl noch Appetit zum Essen, aber keine rechte Verdauung mehr. Auch hier klagt der Kranke über Kraftlosigkeit und Mattigkeit in den Gliedern, die beim Anfühlen einen herabgesetzten Zellturgor erkennen lassen. Hier hilft am besten eine strenge Fastenkur.

Ein grün-weißer Harn, der so trübe ist, daß man nicht hindurchsehen kann, und der oben einen messerrückendicken Schaum trägt, weist auf eine Krankheit mit großer Hitze, Durst und Herzangst (Angina pectoris) hin. Oft sind die Kranken dabei sehr erregt, wüten und toben und gebärden sich wie unsinnig. Alle Beschwerden nehmen gegen Morgen (und auch bei zunehmendem Mond) zu. Die Ursache zu dieser Gesundheitsstörung ist meist im Mißbrauch starker erhitzender Gewürze (Paprika usw.) zu suchen, weswegen man früher auch von der „Ungarischen Krankheit" sprach. Fasten, Melissen-Tee und Nux vomica D_4 können helfen.

Ein grün-gelber oder ein dunkelgrüner Harn, der etwas schmutzig wirkt und bei dem sich unten am Boden des Uringlases eine sandige Materie zeigt, die ziemlich weiß oder auch schwärzlich sein kann, weist auf geistige Benommenheit, Herzbeschwerden, Leibschneiden und Seitenschmerzen hin.

Ein gelb-grüner Harn, in dem ein zerteiltes Wölkchen schwebt, kann mehrerlei anzeigen:

a) Es ist zu viel Galle in das Blut übergetreten. Der Kranke klagt über ein bitteres Gefühl auf der Zunge, über Kopfschmerzen und Mattigkeit der Glieder. Dabei besteht ein recht starker Appetit, ja, geradezu eine Freßsucht. – Ist aber in dem vorstehend beschriebenen Harn noch ein weiteres Wölkchen, aber von weißer Farbe und am Boden des Glases zu sehen, ist der Kranke nicht völlig appetitlos, sondern verlangt noch zu essen.

b) Der Kranke steht unter Gifteinwirkung. Dies vor allem dann mit einiger Sicherheit, wenn Präkordialschmerz mit dem Gefühl des Brennens und Drückens um das Herz herum besteht, in den Beinen und Knien beim Gehen Schmerzen auftreten, Kopfschmerzen, vor allem in der Stirngegend bestehen und der Kranke auch über schlechte Träume und über trübsinnige, melancholische Einbildungen klagt.

Ein trübgrüner und dicker Harn, mit einem ziemlich weiß-grünen Bodensatz, zeigt an, daß bei dem Kranken aus Zorn ein Übermaß von Galle in das Duodenum geflossen ist. Dabei klagt der Kranke über Kopfschmerzen und Herzbeschwerden und kann nicht lange auf sein, es verlangt ihn nach der Bettruhe. Auch klagt er über Appetitlosigkeit und hat das Gefühl eines verdorbenen Magens. Der Ärger und Zorn hat ihm, wie der Volksmund sagt, „auf den Magen geschlagen".

Ein dunkelgrün-gelber Harn, in dem die gelbe Farbe überwiegt, und in dem sich recht dicke Wolken herumschwebend aufhalten und nicht zu Boden sinken, zeigt an, daß Nieren und Blase entzündet sind (z. B. durch Erkältung). Dabei geht der Urin nur mit Brennen ab. Solche Entzündungen entstehen auch oft, wenn der Mann Geschlechtsverkehr mit Frauen hat, die an Fluor usw. leiden und dazu häufig wechselnden Geschlechtsverkehr haben. Man tut gut daran, solche Kranken an einen Facharzt für Dermatologie zu überweisen, da immer die Möglichkeit einer zusätzlichen venerischen Infektion besteht.

Ein dunkelgrün-gelber Harn, der am Boden des Uringlases eine Materie sehen läßt, die aussieht, als wenn 5 oder 6 Flügel einer Fliege dort herumfahren (sich bewegen), zusammen mit einigen Körnchen von schwarzer Farbe, der sonst aber keine Wolke am Boden aufweist, zeigt eine Engbrüstigkeit mit einem alten zähen Husten, Emphysembronchitis, spastische chronische Bronchitis, aber auch Müdigkeit der Beine, Schwermut und Appetitverlust an.

Ein Harn, der dunkelweiß und zugleich auch trübgrün und ein wenig gelb ist, wobei die Farben meist etwas vermengt erscheinen, der dazu einen schweren dicken ziegelfarbenen und mit weiß vermengten Bodensatz absetzt, zeigt an, daß der Kranke an folgenden Beschwerden leiden kann: Angina pectoris mit Herzdrücken, Schmerzen im Kopf, Rücken und Bauch, Brust- und Seitenstechen, Schwäche und Mattigkeit in den Gliedern bei Appetitlosigkeit. Die Ursache für diese Beschwerden ist in einer Erkältung oder aber auch in einem Alkoholmißbrauch (Trinker!) zu suchen.

Ein bleichweiß-gelber Harn mit etwas schwarzem sandigen Bodensatz zeigt einen alten zähen Husten an (chronische Bronchitis aller Art, ggf. auch Bronchial-Karzinom!). Fehlt aber der Bodensatz und läßt sich eine schwärzliche Materie oben auf dem Harn sehen, die aussieht wie Fliegendreck, besteht der Husten noch nicht sehr lange.

Ein klarer und gelblicher Harn ohne Bodensatz, bei dem sich oben auf dem Urin eine schwarze Materie schwebend zeigt, als wäre dort Schmutz, Fliegendreck oder kleine Sandkörnchen zu sehen, weist darauf hin, daß der Kranke engbrüstig ist, Husten hat und eine Anlage zur Lungentuberkulose besteht. Dies findet sich auch oft bei Asthma, Emphysem und bei Bronchial-Karzinom.

Ein goldgelber und klarer Harn mit einem Wölkchen am Boden zeigt an, daß eine Dysfunktion der Leber besteht, so daß die Verdauung gestört ist. Der Kranke klagt dazu über Druck in der Herzgegend, Müdigkeit der Beine und hin und wieder über grimmende Leibschmerzen.

Ein schöner klarer, goldgelber Harn, bei dem sich am Boden hier und da einige weiße Körner absetzen und am Glase anhängen, zeigt an, daß bei gutem Appetit sich nach dem Essen Leibdrücken und andere Beschwerden einstellen, auch klagt der Kranke dann oft über ein Gefühl, als wenn sich ihm ein Stein auf das Herz legen würde (pektanginöse Beschwerden), oder wenn das Herz mit Stricken umwunden und gebunden wäre. Er klagt dann auch oft über Kopfweh, etwas Husten, Müdigkeit der Glieder und hat eine bleiche Gesichtsfarbe. Die Alten führten diese vasomotorischen Beschwerden auf einen ,,verschleimten" Magen und eine ,,verstopfte" Leber zurück.

Sieht man in solch einem Harn dazu noch ein kleines Gewölk, dann besteht Appetitlosigkeit. Ist dieses Wölkchen etwas zerzaust und nicht in sich zusammenhängend, wird sich beim Kranken im allgemeinen eine Geschwulst einstellen, begleitet von einem Reißen in den Schenkeln, das von der Hüfte ausgehend im Schenkel nach unten zieht. Der Schenkel selber wird Zeichen der Entzündung (Röte, Hitze) zeigen.

Ein klarer goldgelber und weißlicher Harn, in dessen Farbe sich ein wenig Grün hineinmischt, mit einem kleinen Gewölk und sonst keiner Materie am Boden zeigt sich oft bei einem Katarrh, der vom Kopf (Nase, Nebenhöhlen) ausgehend zu den Bronchien zieht und meist recht flüssig ist.

Einen solchen Harn kann man aber auch bei Personen beobachten, die bei mangelnder körperlicher Arbeit zuviel Eiweiß (Käse, Fleisch) essen und dazu Beschwerden und zeitweilige Schmerzen in den Knien haben.

Ein gelb-weißer Harn mit einem Bodensatz, der recht weiß, aber mit Ziegelfarbe und einigen schwarzen Körnchen untermischt ist, deutet auf Herzbeschwerden, Engbrüstigkeit, Husten, Leibschneiden und gelegentliches Seitenstechen hin.

Ein dicker trüber Harn von Ziegelfarbe, durch den man nicht hindurchsehen kann, aber in dem doch ein Gewölk zu erkennen ist, zeigt an, daß der Kranke an folgenden Beschwerden leiden kann: Starke Erkältung des Magens (katarrhalische Gastritis), schlechter Appetit, Druckgefühl nach dem Essen, Herzbeschwerden, migräneartige Kopfschmerzen, Hitzegefühl, etwas Husten und Mattigkeit der Glieder.

Ein ziemlich roter und dabei trüber Harn ohne Bodensatz weist hin auf: Appetitlosigkeit, Kopfschmerzen, Herzbeschwerden, Dysfunktion der Leber, Durst (Diabetes?), Zerschlagenheitsgefühl der Glieder, zu dem sich gelegentlich noch ein Seitenstechen gesellen kann. – Sieht man aber in solch einem Harn noch ein Gewölk, dann besteht außerdem noch eine Erkältung, auch klagt der Kranke über Magenbeschwerden.

Ein ziemlich rot-gelber Harn mit einem recht zähen Bodensatz deutet hin auf: Geringen Appetit, Durst, Leibbeschwerden und Mattigkeit in den Gliedern.

Ein kräftig roter Harn, der wie guter Rotwein aussieht, und der, wenn man ihn etwas umrührt, einen Schaum bildet, der an sich weiß ist, doch mit etwas gelb vermischt, und der rundum am Glase ansetzt, weist hin auf heftiges und hohes Fieber, auf einen verdorbenen Magen, auf Durst, und auch auf Herzbeschwerden (Druckgefühle), Kopfschmerzen und allgemeine Mattigkeit.

Ein nicht sehr roter Harn, der mehr wie Bier und nicht wie Rotwein aussieht und nicht schleimig ist, zeigt an, daß ein hitziges Fieber im Anfang besteht, das von einem verdorbenen Magen herrührt.

Ein Harn, der dunkelrot und etwas weißlich verfärbt ist und einen etwas zähen, schleimigen Bodensatz aufweist, zeigt Schmerzen in den Gliedern (in Armen und Beinen) an. Der Kranke kann nicht gut gehen. Solche Beschwerden rühren dann meist von einem verdorbenen Magen her, auch von einer Leberinsuffizienz und einer „Verschlackung“ („Verstopfung“) des Blutes und der Adern.

Besonderes über den Harn der Frau

Ein bleicher und klarer Harn mit viel Nebel am Boden des Uringlases zeigt an, daß die Frau stark erkältet ist und dabei über Fieber, Leibschmerzen, verdorbenen Appetit und Mattigkeit (Abgeschlagenheit) klagt.

Ein klarer weißlicher Harn, der fast wie Wasser aussieht, jedoch auch etwas grünlich wirkt, mit einem kleinen Gewölk, gilt als Zeichen für eine Schwangerschaft. Dabei bestehen Kopfschmerzen, Herzbeschwerden, Magendruck, allgemeine Mattigkeit und auch oft eine geistige Schwäche (Blödigkeit). Diese Frauen essen dann meist zu wenig und haben oft ein Gefühl, als wenn sie hinfallen müßten.

Schwebt in einem schönen klaren Harn ein weißes Gewölk wie eine Wollflocke herum und steigt aus dieser Wolke ein feiner Staub auf und nieder, dann gilt dies ebenfalls als ein Schwangerschaftszeichen.

Sitzt aber in einem klaren Urin die Wolke auf dem Boden des Glases, dann leidet die Frau an einem Ausfluß (Fluor) und ist nicht schwanger.

Ein Harn, der mehr weiß als gelb gefärbt ist, der klar ist und in dessen Mitte eine Wolke schwebt, aus der kleine Körner auf und ab steigen, weist auch auf eine Schwangerschaft hin.

Ein weiß-grüner Harn mit einem ziemlich dicken wolkigen Bodensatz kann auf folgende Erkrankungen hinweisen: Katarrhalische Entzündung der Gebärmutter, Herzbeschwerden, Rückenschmerzen, allgemeine Schwäche und schlechter Appetit. Oft liegt diesen Beschwerden eine katarrhalische Entzündung des Magens und der Gallenwege zugrunde.

Ein gelb-grüner Harn, ohne Bodensatz, aber mit einem darin schwebenden kleinen etwas rötlichen und sandigen Gewölk, weist hin auf: Amenorrhö (Regelverhaltung), Rückenschmerzen, Appetitschwäche, Schmerzen in den Füßen, Gliederschwäche, Herzdruck.

Ein klarer und weiß-grüner Harn, dessen Farbe mehr grün als weiß oder gelb ist, und der am Boden des Glases ein kleines Gewölk absetzt, in dem einige weiße sandige Körnchen zu erkennen sind, zeigt an, daß diese Frau sehr zum Zorn neigt und auch über Kopfschmerzen, Herzbeschwerden und Schwäche klagt und bei ihr nach dem Essen Oberbauchbeschwerden, die von der Galle herrühren, auftreten.

Ein klarer weißer, doch auch etwas grünlicher Harn mit etwas weißlichem sandigen Bodensatz und ohne ein Gewölk am Boden, kann auf folgende Krankheiten hinweisen: Herzbeschwerden von pektanginösem

Charakter, Kopfschmerzen, Rückenschmerzen, geringer Appetit, ein Gefühl der Kraftlosigkeit in den Gliedern und in den Seiten des Körpers, so daß man kaum gehen möchte. Solche Störungen mit diesem Harnbefund rühren meist vom Zorn und von uterinen Störungen her.

Ein Harn, der im oberen Teil rot und im unteren Teil (bei klarer Trennung) trübgrün gefärbt ist, wobei der eine Teil im anderen Teil widerscheint, in dem man grüne Fasern (Streifen) sieht, und der einen sandigen Bodensatz hat, weist auf folgende Gesundheitsstörungen hin: Allgemeine körperliche Unsauberkeit, oft auch Fehlen der Monatsblutung, pektanginöse Herzbeschwerden, Kopfschmerzen, Ödeme im Fußbereich, Anschwellung des Leibes und auch der Gebärmutter.

Ein klarer grün-gelblicher Harn mit einem darin schwebenden zerteilten Gewölk, in dem sich aber hin und wieder ein dünnes Wölkchen am Boden absetzen kann, der sonst aber ohne Bodensatz ist, zeigt Angina pectoris, Herzschwäche, Herzklopfen beim Treppensteigen und ein Zerschlagenheitsgefühl in den Beinen an. Solche Beschwerden bei einem derartigen Harn können durch ein Stocken des Regelflusses ausgelöst sein.

Ein ziemlich rot-gelber, klarer und durchsichtiger Harn mit einem Bodensatz, der wie eine am Boden sitzende Wolke aus Sand, weißlichen oder schwarzen Körnchen aussieht, weist darauf hin, daß die Kranke an Schwindel, Migräne, Rückenschmerzen, Abgeschlagenheit der Glieder, Leibschneiden, Appetitlosigkeit und an schlechter Verdauung leidet.

Ein klarer rot-goldgelber Harn, der lediglich ein kleines Wölkchen am Boden des Glases zeigt, weist auf folgende Beschwerden hin: Herzdruck, Schulterschmerzen, Stechen in der Brust und in den Seiten, Durst, schwacher Appetit und ödematöse Füße.

Ein dick-rotgelber Harn, in dem eine zerteilte Materie zu sehen ist, die wie herumschwebende Fliegenflügel aussieht, wobei am Boden des Glases ein kleines Wölkchen aufsitzt, unter dem noch ein wenig sandiger schwarzer Bodensatz zu sehen ist, weist auf folgende Gesundheitsstörungen hin: Husten mit Hustenreiz, Migräne, Herzbeschwerden, katarrhalische uterine Beschwerden, Müdigkeit der Glieder, Durst und geschwächter Appetit.

Ein Harn, der trüb-rötlich und zugleich auch etwas weiß-gelblich mit grün vermischt gefärbt ist, mit etwas schwarzsandigem Bodensatz, findet sich gerne bei folgenden Beschwerden: Herzbeschwerden anginöser Art, Husten, Bitterheit im Munde, Zerschlagenheitsgefühl in den Gliedern, geringer Appetit. Die Kranke ist mehr bettlägerig, als sie auf sein kann.

Ein klarer goldgelber durchsichtiger Harn, der an seiner Oberfläche etwas schmutzig wirkt, am Boden des Glases ein kleines Gewölk und etwas Bodensatz von schwarzen Körnchen aufweist, bedeutet: Angina pectoris, Engbrüstigkeit, trockener Husten, geschwächter Appetit, Gebärmutterbeschwerden, schwerer Atem, auch Asthma.

Besonderes über den Harn der Kinder

Die Kinder werden hinsichtlich der Harnschau noch nicht nach den Geschlechtern unterschieden.

Ein trüber und kräftig roter Harn, bei dem aber auch ein kräftiges Gelb (wie Safran) untermischt ist, mit einem starken am Glasboden anklebenden dicken, rotgelben und auch ziegelfarbigen Bodensatz, deutet auf folgende Gesundheitsstörungen hin: Es droht eine Gelbsucht (Ikterus), es bestehen Herzbeschwerden, verdorbener Appetit, schlechte Verdauung, allgemeine Schwäche und meist schon eine gelbe Hautfarbe. – Diese Regel gilt auch für den Harn von Erwachsenen!

Ist ein Kinderharn gelb-blaß und wirkt dazu dick und dunkel, dann hat dies Kind Wurmbefall.

Ein grüner Harn von einem Kind kann bedeuten: Das Kind neigt zu Krämpfen und nervlicher Überreizung, schmerzhaftem Harnen und Angstzuständen.

Ein dünner weißlicher Harn bei einem Mädchen zeigt eine Chlorose (Bleichsucht, Anämie, Eisenmangel) an. Wird diese Störung nicht nach genauer diagnostischer Abklärung richtig und entsprechend behandelt, dann kann Kachexie oder Wassersucht als Folgekrankheit auftreten.

Ein Knaben-Urin, der dunkelrötlich und dabei auch etwas weiß ist, und einen fetzigen, schleimigen, etwas zähen Bodensatz absetzt, zeigt Gliederschmerzen an. Dabei darf man die Glieder (Arme und Beine) kaum anfassen. Die Ursache liegt in einer Dysfunktion von Magen, Leber und Kreislauf.

6. Einfache Harnuntersuchungen

Neben der eigentlichen Harnschau, die sich auf das bloße Betrachten des Harnes und seiner Zeichen und Verfärbungen beschränkt, hat es schon immer einfache Harnuntersuchungen gegeben, bei denen der Harn durch Erhitzen und durch Zufügen von Chemikalien in bestimmter und typischer Weise bei einem Vorhandensein krankhafter Zustände verändert wurde. Solche Untersuchungsmethoden wurden im Laufe der Zeit immer weiter entwickelt und verfeinert und haben noch vor einem Menschenalter das Bild der Harn-Diagnostik bestimmt. In den letzten Jahren hat sich aber hier Vieles und Entscheidendes geändert. Niemand wird heute noch besondere Bestandteile des Urins mittels umständlicher chemischer Proben, z. T. mit Erhitzen des mit Chemikalien versetzten Harns, nachweisen, es sei denn, daß ein moderner Streifentest für einen solchen, meist relativ selten notwendig werdenden Nachweis, noch nicht existiert.

Durch die Einführung der so sehr praktischen Streifentests ist das Harn-Laboratorium des Praktikers heute kleiner, einfacher, praktischer und auch genauer geworden. Zugleich ist die Möglichkeit, einfache Harnuntersuchungen auch bei Hausbesuchen am Krankenbett vorzunehmen, erheblich verbessert worden.

Solche Streifentests erlauben, je nach ihrer Ausstattung, gezielte Einzeluntersuchungen wie auch ein mehr oder minder umfangreiches Screening. Die Streifentests der Firmen Ames (stix-Reihe), Behringwerke Hoechst (Rapignost-Programm) und E. Merck (dip-Reihe), um die bekanntesten hier zu nennen, brauchen hier nicht besonders beschrieben zu werden, wohl ein jeder kennt sie. Uns interessieren hier an dieser Stelle andere einfache, immer noch praktisch-wertvolle und dabei auch schon historisch interessante Harnuntersuchungen.

1. Das spezifische Gewicht

Auf die Bestimmung des spezifischen Gewichtes des Harnes mit Hilfe des Urometers wurde schon hingewiesen. Es darf daran erinnert werden, daß das normale spezifische Gewicht des Harnes bei einer Temperatur von 15° C zwischen 1,015 und 1,022 liegt. Durch reichliches Trinken und auch bei chronischen Nierenleiden wird es geringer. Bei Diabetes, bei akuten Nierenleiden, beim Fieber und auch bei Schwitzkuren kann sich das spezifische Gewicht des Urins deutlich erhöhen. – Der Rat der Alten, daß man Nierenkrankheiten durch Einschränkung der Flüssigkeitsaufnahme „austrocknen“ soll, hat also nur beschränkt Gültigkeit.

Hier darf auch ein Wort über die Gesamt-Menge des Urins, wie ihn der Mensch im Laufe eines Tages läßt, gesagt werden. Es war ja schon darauf hingewiesen worden, daß der Untersucher auch einmal die gesamte Tagesmenge des Urins sehen soll. Normalerweise läßt der Mensch in 24 Stunden 1000–1700 ml Harn. Durch reichliches Trinken, bei Diabetes und bei chronischen Nierenleiden, aber auch im Winter und bei kaltem Wetter kann die Tages-Urin-Menge erhöht sein.

2. Der p_H-Wert

Das chemische Reaktionsvermögen des Harns wird bekanntlich in p_H-Werten angegeben, der die relative Menge der aktiven (dissoziierten) H^+-Ionen in einer wässrigen Lösung (und das ist der Harn) angibt, wobei er dem negativen Logarithmus dieser Zahl entspricht. Wir wissen, daß ein niedriger p_H-Wert einer relativ großen Menge aktiver H^+-Ionen in einer wässrigen Flüssigkeit und damit einer sauren Reaktionslage entspricht. Umgekehrt weist ein hoher p_H-Wert auf eine relativ geringe Anzahl dissoziierter H^+-Ionen und damit auf eine alkalische Reaktionslage hin. Als neutraler Mittelwert gilt $p_H = 6{,}8–7$.

Der p_H-Wert wird bei jeder Harnuntersuchung routinemäßig erfaßt. Man glaubt daraus u. a. auf das Verhalten des Säure-Basen-Haushaltes im Organismus Rückschlüsse ziehen zu können. Auch hinsichtlich bestehender Harnwegs-Infektionen und zur Kontrolle ihrer Therapie beachtet man gerne das Verhalten des p_H-Wertes.

Der normale p_H-Wert des Harnes liegt zwischen 4,8 und 7,5, der Harn ist also normalerweise neutral bis leicht sauer. In der Nacht und zum Morgen hin wird der Harn meist etwas saurer; wir denken an die Worte, die *Hildegard von Bingen* über das Verhalten des Harnes zu dieser Zeit gesagt hat.

Da aber die Reaktion des Harnes weitgehend von der Art der Nahrung abhängig ist, hat man den Wert der p_H-Wertmessung in letzter Zeit angezweifelt (*Berg,* 1980). Auf jeden Fall lassen sich pathologisch anmutende p_H-Werte nur in Verbindung mit Beobachtungen über andere Harn-Untersuchungen richtig beurteilen: so Abweichungen von der „Norm“ hinsichtlich der Menge, des Geruches, der Farbe und des spezifischen Gewichtes des Harnes.

Zwar beeinflußt auch eine Blutazidose oder eine Blutalkalose den p_H-Wert des Harnes, doch kann man einen solchen Zustand nicht aus dem Harn diagnostizieren.

Einige Bakterien (vor allem Proteus) produzieren Urease, das im Harn aus dem Harnstoff Ammoniak bildet und den Harn alkalisch macht. Für eine exakte Diagnosestellung reicht aber dieser Vorgang und die Beobachtung seines Resultates nicht aus. Der Harn kann auch durch andere Infekte alkalisch werden.

Versäuert wird der Harn vor allem durch die Ausscheidung der Harnsäure. Deshalb kann ein konstant sauerer Harn auf eine Urikämie, auf Gicht und auch auf das Vorhandensein von Ureat-Harnsteinen hinweisen. Auch beim Rheumatismus findet man meist eine saure Reaktionslage des Harns.

Bei vorwiegend vegetarischer Kost steigt der p_H-Wert über 6,8, und der Harn neigt zur alkalischen Reaktion. Bei überwiegender Fleischkost wird der Harn eine saure Reaktion mit p_H-Werten unter 6,8 aufweisen. Diese Beobachtung ist interessant in Hinsicht auf die mancherorts mit beachtlichen Erfolgen geübte Behandlung rheumatischer Leiden durch strenge vegetarische Kost und Rohkost, und erlaubt Einblicke in den zu vermutenden Entstehungsmodus dieser Leiden.

Rademacher hat angegeben, daß ein alkalischer Harn (vor allem bei Menschen von heller Komplexion: blaß, blond usw.) auf einen Eisenmangel als konstitutionelles Merkmal hinweist. Ein sauerer Harn weist nach ihm auf einen konstitutionellen und generellen Kupfermangel hin. Dem Kupfer kommt dabei im Eisenhaushalt des Menschen eine mehr katalytische Bedeutung zu. Mit Eisen, Kupfer und Salpeter hat *Rademacher* seine drei Ur-Erkrankungen (die wir in etwa als Konstitutionen auffassen können) bezeichnet und behandelt. Doch sind diese ganzen Umstände hierbei komplizierter, als es hier, nur als Hinweis gedacht, angedeutet werden kann.

Mit *Berg* (1980) ist zwar die Urin-p_H-Wertmessung ein „über Jahrzehnte mitgeschlepptes Relikt", ohne klinische Relevanz für ein Screening, aber doch wohl immer noch ein interessanter Untersuchungsparameter, der wenig Aufwand erfordert und der trotz der genannten Bedenken doch einen gewissen diagnostischen Wert hat. – Auch zur Feststellung des p_H-Wertes wird man heute die bequemen Streifentests benutzen.

3. Die Zähflüssigkeit

Ein Harn kann leichtflüssig oder er kann zähflüssig sein. Um den Grad der Zähflüssigkeit eines Harnes beurteilen zu können, gibt man etwa 3 ml Harn in ein Reagenzglas und schüttelt es dann, wobei man beobachtet, ob der Harn lange am Glase haftet, also zähflüssig ist, oder ob er sich dort schnell wieder ablöst, um sich rasch wieder zu vereinigen. Den Grad der Zähflüssigkeit (= Z) kann man durch die Zahlen 0–5 bestimmen. Dabei entspricht „0" dem normalen Flüssigkeitszustand des Wassers und „5" der Zähflüssigkeit einer Gummilösung.

Fügt man dann diesem Harn einige Tropfen Natronlauge (DAB) zu, dann wird eine vorhandene Zähflüssigkeit meistens verstärkt. Man kann Harne beobachten, die dann so zähflüssig werden, daß sich beim vorsichtigen Ausgießen Fäden bilden. Es handelt sich dabei um schleimähnliche Stoffe, die sich aus aufgelösten Leukozyten bilden. Diese Stoffe deuten auf Entzündungen der Schleimhäute in den Harnorganen, vor allem aber in der Blase, hin.

4. Die Gasbildung

Füllt man ein Reagenzglas etwa halbvoll mit Harn und fügt recht vorsichtig etwas Salpetersäure hinzu, dann kann man in der Regel eine Gasbildung im Harn beobachten. Es handelt sich dabei um Kohlensäure, die entweder aus kohlensaurem Natron oder aber aus kohlensaurem Ammoniak im Harn freigesetzt wird. Dies gilt als ein Zeichen für Gasansammlung im Darmbereich (Blähsucht, Flatulenz, Tympanie). Auch den Grad einer solchen Gasbildung kann man mit den Zahlen 0–5 angeben und das Ganze abkürzend mit „K" (= Kohlensäure) protokollieren: „K 0–5".

5. Die Kochprobe

Man hält das Reagenzglas mit Harn und etwas Salpetersäure in eine Flamme, um den Inhalt kurz zum Aufkochen zu bringen. Statt mit einer Spiritusflamme wie in früheren Zeiten arbeitet man heute bequemer mit einer kleinen Propangasflamme und benutzt dazu die bekannten kleinen blauen „Camping-Gas-Bomben". Um beim Erhitzen einen Hitzestau im Reagenzglas zu vermeiden, muß man dieses Glas ständig drehen und schütteln und benutzt dazu einen hölzernen Reagenzglashalter. Wird der Harn nach dem Aufkochen trübe, dann zeigt dies an, daß er Eiweiß (Albumin) enthält. Nach dem kurzen Aufkochen soll man das trübe gewordene Glas eine Zeitlang ruhig stehen lassen: Setzt sich dann die Trübung als Bodensatz ab und wird der Harn wieder klar, dann wurde die Trübung durch Albumin allein hervorgerufen. Bleibt aber der Urin trübe, auch wenn sich ein Bodensatz absetzt, dann befinden sich neben dem Albumin auch Lipoide im Harn.

6. Das Unterschichtungs-Verfahren

Eine weitere, recht informative Möglichkeit der Harnuntersuchung ohne großen technischen Aufwand stellt das Unterschichtungs-Verfahren dar, das seiner historischen und klinischen Bedeutung nach etwa die Mitte zwischen Harnschau und modernen Harnuntersuchungs-Methoden hält. Es ist früher von *Siebert* und von der Arzneimittelfirma Repha (Repha-Arzneimittel, Chem.-pharm. Fabrik Fr. Bradtmöller, D-3012 Langenhagen 1) entwickelt und gefördert worden. Die für dieses Unterschichtungs-Verfahren benötigte „Unterschichtungs-Reagenz" (U-Reagenz, früher Uricolor Reagenz oder Universalreagenz genannt) kann man heute über jede Apotheke beziehen, nachdem die Firma Repha sie aus ihrem Lieferungsprogramm gestrichen und das Rezept freigegeben hat. Das Rezept dazu lautet nach dem Repha-Büchlein „Medikus" folgendermaßen:

Rp. Acid. nitricum 70% 1,42 .... 910,0 g
Acid. nitric. fum. 100% 1,52 .... 15,0 g
Ammonium nitric. .... 75,0 g
M. f. Sol.
D. S. Unterschichtungs-Reagenz. Vorsicht!

Diese sehr scharfe Säurelösung (äußerste Vorsicht!) muß in einer braunen Glasflasche mit eingeschliffenem Glasstopfen im Dunkeln am kühlen Ort (Keller) aufbewahrt werden. Zum laufenden Gebrauch füllt man aus dieser Literflasche etwa 100 ml in eine kleine Tropfflasche ab. Diese soll ebenfalls aus braunem Glas sein und einen eingeschliffenen Tropf-Stopfen haben. Durch Drehen des Stopfens kann man den Tropfkanal öffnen oder schließen. Vorsicht beim Umgang mit dieser U-Reagenz ist geboten: Kommt sie auf Kleiderstoffe oder auf Kunststoffe (Kittel), dann wird sie dort Löcher ätzen.

Als weiteres Gerät benötigt man einige Unterschichtungsgläser (siehe die Abbildung), die zwei Schenkel haben: Einen im ganzen weiten Schenkel (A) und einen nur oben weiten, sonst aber engen Schenkel (B). Beide Schenkel stehen nach dem Prinzip der kommunizierenden Röhren miteinander in Verbindung. Man bekommt solche Unterschichtungsgläser über Labor-Fachgeschäfte.

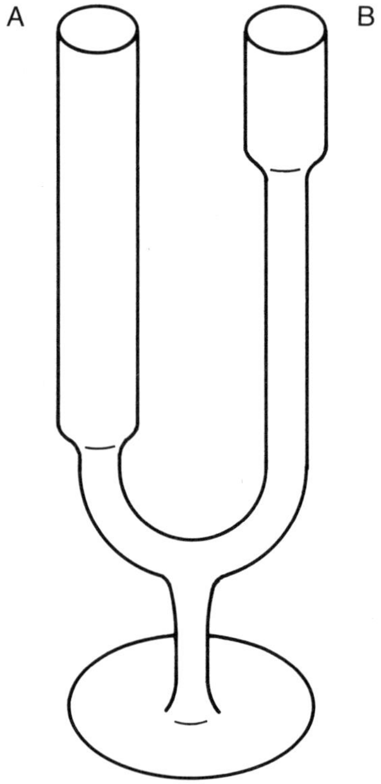

U-Reaktions-Glas

Man füllt in den Schenkel B soviel Harn ein, daß dieser im Schenkel A etwa 1 cm hoch steht. Dann fügt man bei B tropfenweise soviel U-Reagenz vorsichtig zu, daß davon der Harn im Schenkel A unterschichtet und im Ganzen angehoben wird. Nach kurzer Zeit (maximal etwa eine Minute) können sich dann an der Grenzschicht der beiden Flüssigkeiten im weiten Schenkel A unterschiedliche Farbringe bilden, die diagnostisch bewertet werden.

Kann man keine U-Gläser bekommen, dann kann man sich zur Not und mit etwas Geschick auch mal mit normalen Reagenzgläsern behelfen: Man füllt etwas Harn ein und hält dann das Glas zum Unterschichten schräg und läßt auf der Schräge des Glases tropfenweise (etwa 50 Tropfen) U-Reagenz ganz vorsichtig unter den Harn rinnen. Alsdann stellt man das Glas vorsichtig senkrecht in einen Ständer und wartet etwa eine Minute ab, bis sich die Farbringe bilden.

Es gelten folgende Deutungen:

Ein weißer Ring (milchig-weiß) deutet auf Eiweiß im Harn und damit auf ein Nierenleiden hin.

Ein blauer Ring weist auf Indikan im Harn und damit auf Darm-Erkrankungen hin: Eiweißfäulnis, Darmverschluß, Fäulnisprozesse im Darm (auch bakterieller Natur), Peritonitis, Kolitis und auch eitrige Entzündungen.

Ein grüner Ring zeigt Gallenfarbstoffe im Harn an und tritt auf bei Leber- und Gallenleiden. – Man beachte hierzu die weiter unten angeführte Anmerkung.

Ein hellbrauner Ring ist normal und bedeutet keinerlei krankhaften Befund.

Ein kastanienbrauner Ring kann bei Ikterus und sonstigen Leberstörungen auftreten, gilt aber nicht als ein sehr sicheres Zeichen. Man kann einen solchen Ring aber als ein Hinweis-Zeichen werten und weitere Untersuchungen deswegen anstellen.

Ein dunkelbrauner bis schwärzlicher Ring zeigt Melanin im Harn an. Melanine entstehen durch Oxydation des Melanogen. Bei längerem ruhigen Stehen kann ein solcher Ring gelegentlich auch dunkelschwarz werden. Durch ein solches Zeichen werden der Erfahrung nach degenerative Erkrankungen angezeigt, vor allem Melanome, Karzinome, auch Lebermetastasen. Je dunkler der Ring sich zeigt, desto fortgeschrittener ist die bösartige Erkrankung. Alle notwendigen weiteren Untersuchungen, um Natur und Sitz des Leidens zu finden, damit eine gezielte Therapie eingeleitet werden kann, müssen vorgenommen werden. – Wegen dieses Zeichens lohnt es sich, jedes U-Glas noch eine Weile gefüllt ruhig stehenzulassen und es von Zeit zu Zeit zu kontrollieren, denn erst später sich zeigende schwärzliche Ringe deuten oft auf präkarzinomatöse Zustände hin.

Ein purpur-roter Ring weist auf Harnsäure im Urin hin. Dies kann nach einer kräftigen Eier- oder Fleischmahlzeit ein normaler Befund sein, kann aber auch auf eine Urikämie und auf Gicht oder auf eine Anlage hierzu hinweisen. Wichtig ist hier stets die Bestimmung des spezifischen Gewichtes: Nach einer eiweißreichen Kost ist das spezifische Gewicht normalerweise meist über 1022 erhöht. Findet man aber ein niedriges spezifisches Gewicht (etwa 1010) und ist der Kranke fieberfrei, dann können folgende Ursachen vorliegen: Urikämie, Gichtanlage, Gicht, Rheumatismus, Fäulnisdyspepsie. Kann man dazu noch Blut im Harn nachweisen, dann ist meist ein Nierenstein-Leiden die Ursache des Befundes und der gesundheitlichen Störungen; dabei handelt es sich dann um Ureat-Steine. – Ist aber der Kranke fiebrig, dann kann dieser Befund schon durch das Fieber hervorgerufen werden. Aber auch ernsthafte degenerative Erkrankungen können sich so äußern, so z. B. das Fieberstadium der Leberzirrhose und auch allgemeine Präkanzerose (Krebsbereitschaft) bei noch bestehendem Reaktionsvermögen des Organismus. Im Harn wird dabei Skatol ausgeschieden. – Ist bei einem niedrigen spezifischen Gewicht der Befund unklar, dann füge man dem Teil A des U-Glases einen (!) Tropfen Ammoniak hinzu: Ist Harnsäure im Urin vorhanden, wird daraufhin der rote Ring deutlich werden.

Es treten stets verschiedenartig gefärbte Ringe auf, die oft erst nacheinander entstehen und deutlich voneinander geschieden sind. Wenn mehrere Organe erkrankt sind bzw. verschiedene Krankheiten gleichzeitig bestehen, dann können (oft erst mit der Zeit) auch Mischfarben auftreten. Man muß sein Augenmerk immer auf die zuerst zu beobachtende Grundfarbe richten, diese hat die größte Aussagekraft.

Treten bei einem grünen Ring nacheinander noch andersfarbige Ringe auf (rot, gelb, blau, violett), dann ist nur der zuerst aufgetretene hellgrüne (smaragdgrüne) Ring maßgebend.

Gasbildung im U-Glas bei dieser Untersuchungsmethode weist auf das Freiwerden von Kohlensäure im Harn aus Karbonaten hin und zeigt Gasbildung im Darm (Blähungen) an. Diese Gasbildung kann sich zum heftigen Aufbrausen verstärken, dabei entsteht dann eine ungefärbte und bald wieder verschwindende Schaumkrone.

Bleibt aber eine solche Schaumkrone, auch nach heftigem Schütteln, bestehen, dann weist dies auf Blasensteine und eventuell auch auf pathologische Veränderungen im Urogenitalbereich (vor allem in der Blase, aber auch u. U. in einer Niere) hin.

7. Zur Frage der Krebs-Diagnostik

Für die Krebsdiagnostik aus dem Harn scheint sich eine neue und vielleicht interessante Untersuchungsmethode schon für die nächste Zukunft anzubahnen: Bei bösartigen Neubildungen entstehen bestimmte Substanzen, sogenannte Polyamine, die im Blut und auch im Harn nachgewiesen werden können. Polyamine sind Metaboliten der Aminosäuren und finden sich in solchen Krankheitsfällen reichlicher im Harn als im Blut. Amine hat man früher im Harn mit der Diazo-Reaktion nachgewiesen, für den zukünftigen Polyamin-Nachweis darf man mit neueren, auch technisch einfacheren Untersuchungsmethoden rechnen. Für eine derartige Untersuchung ist stets die 24-Stunden-Harnmenge erforderlich. Man kann diesen Harn z. B. auf das Vorhandensein von Kreatinin untersuchen. Einzelanalysen von Partial-Harnmengen sind zu großen Schwankungen im Ergebnis unterworfen und deshalb zu ungenau. Kreatinin hat man bislang im Harn folgendermaßen nachgewiesen: Man fügt dem Urin im Reagenzglas einige Tropfen Nitroprussidnatrium-Lösung (Merck) und etwas Natron-Lauge zu. Es entsteht eine tiefrote Färbung, die nach Übersäuerung durch Zugabe von Essigsäure (Merck) sofort verschwinden muß. Enthält der Harn aber Aceton, dann verschwindet diese rote Färbung nicht. – Diese neuen zu erwartenden Untersuchungsmethoden sind derzeit noch in der Entwicklung, wobei das Verhalten und der Nachweis der verschiedenartigsten Polyamine (z. B. Spermidin, Kreatinin, Putreszin usw.) bei den verschiedenen Karzinomarten weiterhin untersucht wird.

Mit diesem Ausblick auf die Zukunft findet diese Schrift über die Harnschau ihr Ende. Die Regeln der Harnschau und auch die der einfachen Harnuntersuchungs-Weisen, so, wie sie überliefert sind, wie sie auch durch die praktische Erfahrung weitgehend bestätigt worden sind und wie sie hier mitgeteilt wurden, weisen darauf hin, daß in früheren Jahrhunderten sowohl die Folgen von Völlerei wie auch die Folgen von Verelendung („Schwindsucht“) zu behandlungsbedürftigen Erkrankungen geführt haben, und sich in den Ergebnissen der Harnschau widerspiegelten.

7. Schlußbemerkung

Dies sind die Regeln der Harnschau, wie sie durch die Jahrhunderte auf uns zugekommen sind, wobei sie sich stets der wissenschaftlichen Entwicklung und dem Zeitgeist anpaßten. Dem Kundigen und Verständigen können diese Regeln auch heute noch eine Hilfe bedeuten, auch mögen sie ihn veranlassen, weitere und gezielte diagnostische Maßnahmen zu ergreifen. Anderen, die sie nicht recht sehen und erkennen können, mögen diese Regeln unverständlich und mysteriös, ja obsolet, erscheinen. Auf den guten Willen zum rechten Sehen und Erkennen, auf das Vermögen hierzu und auch auf die Lust zur rechten Verstandesarbeit kommt es an, wenn solche Kenntnis zum Nutzen gereichen soll.

Mit den in dieser Schrift gegebenen Hinweisen soll der Praktiker und ebenso der Spezialist befähigt und angeregt werden, seine diagnostischen und prognostischen Möglichkeiten über eine Intensivierung der Harnuntersuchungen ohne besonderen apparativen und chemischen Aufwand, sondern vor allem durch einfaches Schauen, Vergleichen und Bedenken, zu verbessern. Zugleich sollen ältere und doch wertvolle Methoden vor dem Vergessenwerden bewahrt sein. Denn, so wie *Hildegard von Bingen* es gesagt hat, gilt es für alle unsere Patienten: „jeder Harn zeigt die Beschaffenheit seiner Gesundheit oder Krankheit an“. Für uns gilt es, die Zeichen dafür richtig zu erkennen und zu deuten. – Und nun sehe ein Jeder selbst, was er damit zustande bringe.

8. Literatur

Berg, B.: Läkartidningen **77**: 1412 (1980). (Ref. Selecta 51: 4418/1980).

Held: Die Urinschau des Mittelalters und die Harn-Untersuchungen der Gegenwart. Leipzig 1931.

Hildegard von Bingen: Ursachen und Behandlung der Krankheiten, 2. Auflage. Karl F. Haug Verlag, Heidelberg 1980.

Hygiander: Regeln von dem Urin untrüglich zu urteilen. 1744/Leipzig 1937.

Krack, N.: Kleine Laborhilfen. Erfahrungsheilkunde **VI**: 215–217 (1957).

Krack, N.: Über Harnsäure. Zt. Naturheilkunde **26**: 314–322 (1974).

Krack, N.: Biotypen. Karl F. Haug Verlag, Heidelberg 1980.

Lonicerus: Kreuterbuch. Künstliche Konterfeiung etc. Frankfurt/Main 1679. Faksimile-Nachdruck Frankfurt/Main 1962.

Pfleiderer: Die Harnschau etc. – Leipzig, etwa 1937/1939.

Rademacher: Rechtfertigung der . . . verstandesgerechten Erfahrungsheillehre etc. Berlin 1848, Neudruck Lorch 1939.

9. Sachverzeichnis